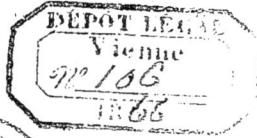

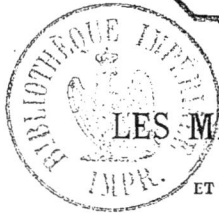

LES MIASMES

ET LES

CRYPTOGAMES PARASITES

COMPARES.

Poitiers. — Typ. de A. Durné.

LES

MIASMES ET LES CRYPTOGAMES

PARASITES

COMPARÉS AU POINT DE VUE DE LA CAUSE ET DES MOYENS
D'ÉTOUFFER AU BERCEAU

LES

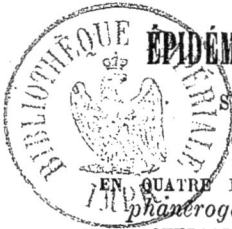

ÉPIDÉMIES ET LES ÉPIZOOTIES INFECTIEUSES

SYSTÈME ÉTIOLOGIQUE DE MÉDECINE COMPARÉE

DIVISÉ

EN QUATRE DOCTRINES DITES : *miasmatique*, *cryptogamique*,
phanérogamique; météorologique; EXTRAIT ET SUITE D'UN
OUVRAGE PUBLIÉ EN 1849 SUR CETTE GRANDE QUESTION ;

Par L.-E. PLASSE,

Président de la Société de médecine-vétérinaire des Deux-Sèvres,
membre de la chambre consultative d'agriculture
du même département et de plusieurs sociétés scientifiques,
auteur d'idées premières concernant
les subsistances, la pathologie, la chirurgie et les remontes.

L'ostracisme peut être une suprême nécessité en
politique ; dans les sciences, il est toujours une in-
sulte à la vérité, une condamnation pour celui qui
le prononce.   MONTEGAZZA.

POITIERS

IMPRIMERIE DE A. DUPRÉ

RUE DE LA MAIRIE, 10.

—

1866.

OBSERVATIONS

SOUMISES RESPECTUEUSEMENT

A Sa Majesté l'Empereur NAPOLÉON III,

par L.-E. PLASSE, médecin-vétérinaire,

AU SUJET DES ÉPIDÉMIES ET DES ÉPIZOOTIES INFECTIEUSES PRO-
DUITES, SUIVANT L'AUTEUR, PAR LES CHAMPIGNONS PARASITES OU
MOISISSURES QUI NAISSENT ACCIDENTELLEMENT SUR LES SUBSTANCES
DESTINÉES A L'ALIMENTATION DE L'HOMME OU A CELLE DES ANI-
MAUX.

> Une idée nouvelle est un coin qu'on fait
> entrer par le gros bout.
>
> MONTAIGNE.

SIRE,

Votre auguste sollicitude pour ce qui touche au
bonheur de la France et l'accueil empressé que votre
gouvernement fait, chaque jour, aux idées tendant
au progrès, me portent à oser présenter à Votre
Majesté l'exposé d'une découverte intéressant au plus
haut point la science et l'humanité. Une longue expérience, étayée de faits nombreux, me permet de
démontrer que les *épidémies* et les *épizooties infectieuses*, qu'on a, jusqu'à ce jour, attribuées sans
succès aux *miasmes*, sont dues *exclusivement* aux
champignons (moisissure) qui naissent accidentellement sur les conserves. Ces plantes microscopiques vénéneuses, ingérées dans l'économie avec les aliments,
y sévissent généralement après un temps d'incubation

1

plus ou moins prolongé qui déroute l'observateur. Il suffirait donc, Sire, de prévenir le développement de ces parasites sur les denrées alimentaires, pour rendre impossibles des maux si affreux.

Un tel programme, dépassant ce qui a été écrit en médecine à ce point de vue, est, suivant les traditions dans l'espèce, trop faiblement recommandé par les meilleures preuves, s'il n'est soutenu par l'opulence et la renommée de l'auteur.

Je soumis donc mes idées à l'appréciation des sociétés savantes impériales.

L'Académie des sciences m'ayant fait l'honneur de m'admettre à lire, le 9 octobre 1848, un extrait de mes travaux, elle nomma, séance tenante, une commission de trois membres (1) chargée d'en faire un rapport ; mais, le 28 mai suivant, je fus informé par son savant secrétaire, M. Flourens, que le règlement s'opposait à ce qu'il fût fait de rapport sur des œuvres imprimées.

L'Académie de médecine se borna à me donner avis que mon livre avait été remis à chacun des membres et déposé dans sa bibliothèque.

Une commission spéciale de la Société centrale d'agriculture, présidée par M. Ivart, inspecteur des écoles vétérinaires, me fit connaître, le 30 septembre 1849, par une lettre signée de M. Payen, que le rapport fait sur mon ouvrage *est favorable*.

Un grand nombre de vétérinaires et de médecins ont

(1) MM. Andral, Royer et Mille-Edwards.

exprimé par écrit des vœux en faveur de l'expérimentation de mon système.

En présence de ces notables adhésions, je me crus suffisamment autorisé à solliciter le concours de l'Etat pour des expériences tendant à mettre mes principes en lumière. Je m'adressai donc aux administrations de la guerre et de l'agriculture. D'un côté, où le comité de cavalerie tint moins compte de mes découvertes que d'une foule d'erreurs généralement admises concernant la cause de la morve et des maladies typhoïdes, on me répondit, le 18 décembre 1850, « que » mes *théories ne sont pas de nature à être contrôlées par* » *des expériences ;* mais qu'en raison de plusieurs faits » importants consignés dans mon ouvrage, Son Ex- » cellence a ordonné qu'il serait déposé dans les ar- » chives de son département, *pour être consulté à* » *l'occasion* (1). »

A l'agriculture, M. Dumas, alors ministre, prit notre demande en grande considération ; et, comme il n'ignorait pas que de funestes épizooties charbonneuses surgissent fréquemment dans le voisinage de l'école vétérinaire de Toulouse, le jury de cet établissement impérial fut, par sa lettre du 30 novembre de la même année, chargé de lui rendre compte de la valeur de nos communications. « *Le savant ministre se réservait tou-* » *tefois d'ordonner des expériences, s'il y avait lieu.* »

Cette commission officielle, après nous avoir en-

(1) Le comité de cavalerie, comme on le verra plus loin, nous a fait l'honneur de tenir grand compte de cette réserve.

tendu pendant dix jours de conférences orales à
l'école, et expérimentales à la campagne, sur les lieux
des sinistres, répondit à M. le Ministre, suivant ses
prescriptions : « *Les propositions de M. Plasse méritent*
» *un sérieux examen.* »

M. Dumas n'était plus au pouvoir quand cette
réponse arriva au ministère, et il n'y fut donné aucune suite : on était en pleine république.

Cependant cette question importante et d'une trop
fâcheuse actualité exige, en vue des horribles maladies qui déciment incessamment les hommes et les
bestiaux, une solution encore plus pressée que ne le
demandaient les glorieuses découvertes qui valurent
tant de tribulations à leurs auteurs, et dont la société
profite enfin aujourd'hui si heureusement.

Stimulé quand même par le côté philanthropique
de notre travail, nous avons fait de nouvelles recherches concernant les épidémies et les épizooties qui
sévirent à la suite des années pluvieuses 1852 et 1853.
Le résultat, joint, sous forme de brochure, à notre ouvrage, fut adressé le 15 mars 1855 au ministère de
l'agriculture. De là, ces documents furent transmis, le
21 avril suivant, à la Société centrale de médecine
vétérinaire, avec l'ordre d'en faire un rapport.

Quelque dignes que soient les honorables membres qui, dans cette docte compagnie, furent constitués en commission, nous ne pouvons oublier
que, par notre réponse du 2 novembre 1848 au
Ministre (lettre insérée page 445 de notre livre), nous

récusions au moins une partie de ces savants, parce que, comme le comprit fort bien M. Dumas, ils ne se trouvaient pas dans les conditions pratiques désirables.

Ladite commission, érigée néanmoins en juge suprême, sans tenir compte des adhésions de savants très-compétents, crut ne pouvoir mieux faire que de méconnaître d'un trait les avis également favorables du jury de l'école vétérinaire de Toulouse et de la Société impériale et centrale d'agriculture.

Une discussion, à laquelle nous prîmes part comme membre correspondant, eut lieu, le 13 novembre 1856, à la Société centrale de médecine vétérinaire, et la réponse au Ministre se résume ainsi : « *On ne » peut donner raison à M. Plasse ; ses propositions ne » sont pas conformes aux idées reçues !!!* » Une incroyable critique d'une œuvre pleine de désintéressement et philanthropique s'étant répandue par des voies de publication qui me furent fermées (1), les vœux émis par deux corps savants et officiels furent ainsi étouffés et notre ouvrage discrédité.

La clairvoyante académie de Rouen décerna publiquement une médaille d'or à l'auteur d'un mémoire concernant *la fâcheuse influence de la camaraderie sur les progrès des lettres, des sciences et des arts ;* mais d'honorables et touchants conseils sur les moyens de détruire cette *plaie funeste* (*Moniteur* du 9 août 1852) n'ébranlèrent pas plus le colosse dans ses convictions

(1) Le 5 mai 1858, j'ai été forcé de recourir au ministère d'un huissier pour ma réponse à un article du *Recueil de médecine vétérinaire*, signé Montazeau, qui m'attaquait jusque dans ma bonne foi.

que le nombre des victimes et le deuil répété des familles !

On a, le microscope en main, furtivement envahi nos domaines, et les végétations cryptogamiques que, sur nos données, on rencontre dans les *maladies externes*, sont proclamées comme des découvertes. Les *bactéries*, débris de champignons, trouvées, sur nos indications, dans le sang des victimes de nos *maladies cryptogamiques internes*, sont produites par les adeptes du regrettable M. Delafond comme d'heureuses innovations, sans en expliquer l'origine et sans parler de nos travaux.

M. le docteur Bouchardat alla plus loin ; il lut, à l'académie de médecine, séance du 30 janvier 1858, dix ans après nos publications, une note où il dit « qu'il *prépare un ouvrage sur les maladies de l'homme* » *causées par les champignons parasites se dévelop-* » *pant sur les substances alimentaires ; qu'il se pro-* » *pose de décrire ces êtres microscopiques, et d'étudier* » *leur condition d'existence, en leur rapportant les dés-* » *ordres si variés qu'ils déterminent.* » L'honorable académicien ne craignit pas de s'imposer aussi la tâche de « *désigner le cryptogame particulier à chaque affection.*» Mais si depuis il a pu sonder toutes les profondeurs du terrain sur lequel il s'est engagé, il doit être peu surpris d'avoir vu déjà s'écouler huit années sans qu'il ait encore rien publié à cet égard. Vingt existences utilisées comme la sienne n'aboutiraient pas, en effet, à réaliser de si téméraires promesses, dans les conditions où il se trouve.

Il faudrait se tenir ferme à la campagne, chez le cultivateur, près des masses de conserves diversement entassées jusqu'au delà de la récolte subséquente, y observer les sujets stationnaires qui les consomment, attendre les années de pluie et de sécheresse, et tenir compte du logement des animaux et de la nourriture.

Trente années de persévérance et de constants efforts ont pu à peine, dans les conditions les plus favorables à ce point de vue, nous suffire pour rédiger cette lumineuse classification, savoir :

1° Les *bissoïdes*, ingérés, circulent dans le sang, et sortent à la peau en soulevant l'épiderme pour causer les *maladies externes*, transmissibles par transplantation ;

2° Les *urédinées*, ingérées, altèrent les liquides et les solides et constituent les *maladies internes*, transmissibles par principe volatil ;

3° Les *algues*, qui moisissent (rancissent) les viandes avec saumure, ingérées, deviennent la *cause unique* de la scrofule et du scorbut.

Nous avons donc, Sire, trouvé dans la nourriture la *cause* et les *moyens préservatifs* du typhus des contrées tempérées, et nous faisons des vœux pour que des expériences authentiques viennent contrôler cette importante vérité. Puis, à la faveur des bonnes relations existant entre votre gouvernement et ceux de quelques pays lointains, conséquences des glorieuses campagnes de vos armées intrépides, on pourra observer semblablement le régime de ces peuples dont vous avez gagné l'estime en excitant leur admiration, et de nouvelles conquêtes pacifiques vous sont réservées au Mexique, en Chine, en Orient et en Russie, où l'on pourra enfin découvrir dans la nourriture la cause commune de la fièvre jaune, du choléra et de la peste, et celle du typhus contagieux de l'espèce bovine. De sorte que, sans assainir les lieux, on pourra, comme dans nos contrées, préserver des fièvres infectieuses les habitants de ces différentes régions, ceux des colonies et des marais les plus mal famés, en garantissant des moisissures les substances alimentaires.

En résumé, Sire, je viens déposer humblement au pied de votre glorieux trône une supplique tendant à ce qu'il plaise à Votre Majesté d'ordonner qu'un jury vétérinaire soit constitué, dans une de vos bonnes villes de province où règnent le plus d'épizooties, pour examiner si les expériences que je demande sont dignes du concours de votre gouvernement.

Il s'agirait de rechercher comparativement si *l'origine des épidémies et des épizooties infectieuses se trouve dans l'air, par les miasmes qui s'y répandent, ou si elle ne proviendrait point de la nourriture envahie par des végétaux parasites vénéneux, se développant accidentellement dans les conserves alimentaires.*

Mais, Sire, j'ose supplier Votre Majesté de vouloir bien inviter l'Académie des sciences à produire, préalablement, le rapport que sa savante commission n'a pu rédiger en présence du règlement qui interdit à l'illustre compagnie l'examen des œuvres imprimées (1).

---

(1) M. Flourens, secrétaire perpétuel, dit, dans sa lettre du 28 mai 1849, « que le rapport sera fait, *s'il est demandé officiellement.* »

Ce corps vénérable est, pour ainsi dire, la sauvegarde des principes scientifiques. Ses décisions se dis-
tinguent surtout par une entière indépendance de
toute idée préconçue, et l'importance du sujet ré-
clame impérieusement sa consciencieuse appréciation.

Nos idées, à ce point de vue, étaient, il y a dix-sept
ans, trop neuves pour fixer l'attention des savants ;
mais cette question capitale a fait, depuis, d'immenses
progrès, et nous ne doutons pas qu'une auguste sollicitude ne provoque enfin une solution favorable à
l'humanité.

D'après le rapport de M. Chenu, médecin en chef de
l'armée d'Orient, Sire, 20 mille Français ont péri dans
les combats en Crimée, et 74 mille ont succombé aux
fièvres pernicieuses. Nous attribuons la perte des
braves énumérés par ce dernier chiffre à l'état des
subsistances, lorsqu'on accuse le climat et les fatigues.
Pourquoi ne chercherait-on pas où est la vérité, surtout quand des farines, transportées de Sébastopol à
Niort, ont causé le typhus à plusieurs centaines
d'hommes du 7e lanciers, dont 30 sont morts, et que
des salaisons revenues du même lieu ont donné le
scorbut aux soldats du camp de Satonay ?

Les armées de César et de Pompée ont pu, sous les
divers climats témoins de leurs étonnants triomphes,
braver toujours les épidémies, en broyant elles-mêmes
les grains dont elles se nourrissaient.

En attendant, Sire, les effets salutaires de votre

paternelle et puissante initiative, je supplie Votre Majesté de daigner accueillir l'assurance du dévoûment sincère de son très-humble sujet.

PLASSE.

Post-scriptum. — Je ne puis ignorer, Sire, que ce qui est juste et utile doit trouver accès auprès de votre bienveillance infinie. Mais daignez excuser un vétérinaire de province, si, à l'appui de sa demande, il joint encore au travail se rattachant à cette grave question, l'exposé de titres propres à exciter l'intérêt auguste de Votre Majesté.

Une théorie basée sur des idées nouvelles a dû, dès l'abord, heurter bien des opinions; mais la lumière s'est déjà faite, et le rapport du 13 novembre 1856 de la Société centrale de médecine vétérinaire s'efface aisément en présence des nombreux faits qu'on a recueillis et de toutes les adhésions qui nous arrivent.

Le directeur de l'école impériale vétérinaire d'Alfort.

20 février 1850.

. . . . J'ai lu avec intérêt le volume et les imprimés que vous m'avez adressés. Vos réponses aux observations du Ministre de la guerre sont très-instructives.

Vous devez comprendre, par le passage que j'ai reproduit dans le *Moniteur agricole,* combien je désirerais que les cultivateurs pussent lire et méditer les sages conseils que vous donnez. J'ai dû m'abstenir de parler en détail de votre important ouvrage au point de vue pathologique.

Les obstacles que vous rencontrez ne m'étonnent pas. Vous-même vous ne devez pas être surpris d'éprouver le sort qui a été réservé aux auteurs de toutes les belles découvertes.

Signé : Magne.

Le professeur de clinique à l'école impériale vétérinaire de Toulouse.

17 décembre 1864.

. . . . C'est chez MM. Buris et Lassujade, propriétaires à Castelmauroux, que nous avons pris des renseignements concernant des bœufs morts du charbon après avoir mangé du trèfle altéré par la moisissure.

Vous avez raison, l'étiologie cryptogamique fait des progrès, et vous pouvez revendiquer la part que vous avez prise à l'élucidation de cette importante question.

Peut-être aurez-vous quelques difficultés à vous faire rendre la justice qui vous est due ; car il y a des gens très-remuants, sinon très-habiles, qui, de nos jours, à force de bruit, finissent par attirer sur eux l'attention publique et se parer des dépouilles qu'ils enlèvent à autrui. Mais, tout relégué que vous êtes dans la province, la postérité vous fera la part qui vous est due.

Signé : Lafosse.

Le directeur de l'école impériale vétérinaire de Toulouse.

5 septembre 1849.

Ayant pris une entière connaissance de votre ouvrage, je conçois parfaitement tout ce que vous m'exposez de l'impossibilité de se livrer avec fruit, dans un établissement comme une école vétérinaire, aux recherches étiologiques sur les épizooties envisagées au point de vue de votre travail.

C'est, dites-vous, aux champs, dans les fermes, dans les

conditions enfin où elles se produisent spontanément et où elles se montrent inhérentes soit au sol et au climat, soit aux habitudes traditionnelles des cultivateurs , c'est là, et non ailleurs, que votre système doit rechercher ses démonstrations et ses preuves. En cela, Monsieur, vos longues et patientes études font de vous un bon juge, et je n'aurai pas la pensée d'exprimer une opinion contraire à la vôtre.

Toutefois les instructions ministérielles étant écrites dans la prévision de recherches et d'expériences à faire dans des conditions où vous les déclarez impossibles, et, d'autre part, l'impossibilité matérielle de rien changer à ces conditions étant malheureusement trop évidente, je ne puis, Monsieur, que vous exprimer tous mes regrets de voir ainsi l'école de Toulouse privée des lumières et des enseignements précieux, sans aucun doute, qu'elle n'eût pas manqué de recueillir en suivant vos essais.

Signé : Prince.

Un vétérinaire départemental de Gondrecourt (Meuse).

8 mars 1850.

J'ai lu votre ouvrage, Monsieur Plasse, et je m'empresse aussitôt de vous féliciter et de déclarer qu'à vous seul revient l'insigne honneur d'avoir découvert la cause des épizooties et des épidémies typhoïdes. A vous seul, Monsieur Plasse, le droit de revendiquer la possession de ces immortelles innovations.

Signé : Louis.

Un vétérinaire du train d'artillerie de la garde impériale.

Rambouillet, 13 août 1855.

J'ai lu, cher Monsieur Plasse, votre dernier mémoire avec plaisir et peine tout à la fois. Oui , en y lisant les heureuses découvertes que vous avez faites et que je crois justes dans bien des points, il m'est survenu de tristes réflexions sur les choses et les hommes d'ici-bas.

Je ne connais, du reste, votre Traité des causes des épidémies et des épizooties dites typhoïdes que par le résumé qu'en a donné notre confrère, M. Sanson, jeune vétérinaire d'un grand mérite et de bonne foi aussi, je crois , ce qui est assez rare de notre temps. Mais ce que j'ai lu dans votre brochure et ce que j'observe tous les jours me fait croire que vos découvertes sont appelées à jeter un grand jour sur l'étiologie de beaucoup de maladies graves.

Enfin, de la persévérance et du courage, mon cher collègue; vous en avez, vous l'avez montré. Soyez assuré que la vérité finira par l'emporter sur les coteries, sur les petits intérêts, et que sais-je? que tout cela est à déplorer, comme tout cela retarde les progrès de la science.

Si mon témoignage d'encouragement et de reconnaissance pour vos beaux travaux peut vous être agréable , je vous l'offre bien sincèrement, et je vous assure que je serais heureux qu'il pût vous aider quelque peu à supporter toutes les peines et tous les tracas que vous avez éprouvés depuis si longtemps déjà dans l'intérêt de la science.

Signé : BAILLIF.

Un vétérinaire de Coulonges sur l'Autize (Deux-Sèvres).

12 mars 1865.

. . . . Mon cher Monsieur Plasse, votre doctrine scientifique sur les cryptogames m'a paru très-intéres-
sante sous le rapport étiologique, et quoique je n'en aie pas fait
une étude très-sérieuse, j'ai recueilli quelques faits qui par-
lent haut en sa faveur. Je vous les donne sans commentaire,
sans appréciation, convaincu que, beaucoup mieux que moi,
vous en tirerez l'importance qu'ils peuvent avoir à l'appui
de votre système.

Averti, suivant vos préceptes, par l'odeur du pain, j'ai pu
me soustraire à un grand danger en cessant de m'approvisionner chez un boulanger qui vint m'avouer que ses farines
étaient moisies. Cet artisan, qui se riait de mes avis, fut lui-
même, comme vous allez le voir, victime de son impru-
dence..... (1).

Je vous fais compliment sur l'ardeur et le talent avec lesquels vous défendez vos idées étiologiques. Je ne doute pas
de votre succès. C'est en vain qu'on cherche à nier ce que
les faits prouvent.

Signé : CHAUVET.

Le chirurgien en chef de l'hôpital de Lyon.

2 février 1851.

. . . . J'ai lu, mon cher compatriote, votre
ouvrage avec le plus grand intérêt, et tout entier, d'abord
parce qu'il me rappelait mon pays, et ensuite parce qu'il contient des idées et des faits de la plus haute portée.

(1) Ce fait est cité page 80.

Personne n'a, je crois, encore dit avant vous pourquoi les fourrages récoltés dans les saisons chaudes et pluvieuses sont funestes et favorisent le développement du charbon et autres maladies de nature typhoïde.

J'approuve de tout point ce que vous dites de l'abus de la saignée dans ces maladies.

En Algérie, à Oran, en 1840 et 1841, j'ai vu un assez bon nombre de nos soldats, une quinzaine au moins, atteints de charbon envahissant tout un côté de la face, dans le cours de dyssenteries arrivées à la dernière période (Inutile de dire qu'aucun n'a guéri.) J'avais déjà supposé qu'il fallait en *attribuer la cause à des farines moisies par l'eau de mer*, dont les lames venaient se briser auprès des magasins.

On écrasait ces farines pour les mêler avec d'autres de diverses qualités.

Signé : Bré.

Un vétérinaire de Chef-Boutonne (Deux-Sèvres).

4 novembre 1854.

. . . . Je dois un tribut d'éloges à M. Plasse pour ses admirables découvertes touchant les causes des épidémies et des épizooties. Je ne doute pas que le monde savant n'adopte irrévocablement les idées étiologiques émises par mon honorable collègue de Niort, lorsque tout semble justifier ce qu'il a si *généreusement* publié.

J'ai, pour mon compte, vérifié la justesse de ses observations relatives aux nombreux avortements qui se produisent dans certaines années, *sans cause connue*, chez les juments poulinières de notre pays. La grange consultée m'a, à chaque fois, livré, sous la figure de champignons de diverses formes, l'ennemi invisible qu'en désespoir de cause le paysan, avec son gros bon sens, appelle *sort*.

Je cite, entre mille, un exemple éclatant des effets pernicieux produits par l'ingestion réitérée des fourrages moisis.

M Plantevigne, propriétaire à Chanteloup, me fit appeler
pour voir, en même temps, une vache complétement tarie,
une jument de selle atteinte tout à coup de symptômes de
pousse, des mulets qui, sans être malades, perdaient leur
énergie et leur gaîté, et une magnifique jument poulinière
avortée la veille sans *cause connue*. L'examen des fourrages
m'éclaira aussitôt sur la cause unique de tous ces accidents.
Les moisissures étaient si apparentes, que la moindre agitation y soulevait une épaisse poussière. Le bétail, dans
cette maison, avait, de l'aveu du maître, consommé depuis un mois environ deux milliers de ce foin. Le changement de nourriture fut un prompt remède à tous ces
maux.

Signé : Poifault.

Pour ne pas reproduire les nombreux faits, très-saisissants,
détaillés dans les manuscrits, dont je ne cite ici que des
extraits, je me bornerai à dire que M. Sanson, un des écrivains les plus distingués de la médecine vétérinaire, a rap-
porté plusieurs cas puissants d'intoxication cryptogamique
par l'usage des fourrages moisis, auxquels il attribue les ulcérations de la muqueuse dans la *diathèse typhoïde abdominale*. En cela il est parfaitement d'accord avec nos principes.

Cet habile publiciste, dont les écrits ne se recommandent
pas moins par la solidité du raisonnement que par l'élégance
du style, a également constaté, par ses judicieuses observations, l'influence décisive de la nature des terrains (notamment l'essence argileuse) sur le développement de certaines
maladies, et, en homme foncièrement impartial et dévoué à
la science, il nous reconnaît dans ces questions une *priorité*
que, du reste, dit-il, personne ne peut contester.

« Ce qu'avance M. Plasse repose sur trente années d'obser-

» vations, ajoute M. Sanson, et des idées qui se présentent
» avec un bagage de faits si considérable méritent d'être prises
» en sérieuse considération, surtout, comme c'est le cas, si
» elles ont pour elles la bonne et saine physiologie (1). »

Voici maintenant ce que je peux produire à l'encontre
d'une assertion qu'on se plaît à répéter, savoir : « *Que je
suis exclusif.* »

J'ai *le premier :*

1° Trouvé un moyen de guérir le crapaud du pied du
cheval, maladie appelée par Chabert et M. Bouley « l'*opprobre
de l'art* ; » mon médicament est connu dans le monde vétérinaire sous le nom de *pâte de Plasse* ;

2° Inventé le *davier Plasse* pour l'extraction des molaires
du cheval adulte (opération impossible avant) ;

3° Inventé un fer à planche et à charnière, qui *seul* permet au cheval de se guérir, *en travaillant,* de l'encastelure
de contraction ;

4° Reconnu que la viande rance (moisie) est la *cause unique* du scorbut et de la scrofule ;

5° Donné aux saloirs à l'intérieur une forme cylindrique
et un couvercle mobile à frottement, pouvant descendre
jusqu'à la base : ce qui les rend propres à leur destination ;

6° Conseillé, par la voix de M. le Ministre de l'agriculture,
dans l'intérêt de la marine surtout, d'ouiller tous les mois,
avec de l'eau salée, les barils contenant des viandes en conserve ;

7° Fait connaître que la vieille saumure, qui était malheureusement employée dans la marine pour les nouvelles
salaisons, est un levain dangereux.

Ces trois derniers principes ont, suivant la réponse de
M. le Ministre de l'agriculture, en date du 5 février 1857,

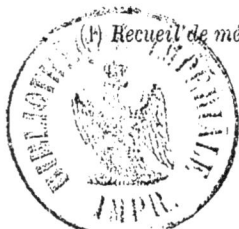

_____

(1) *Recueil de médecine vétérinaire,* n° d'août 1856, p. 574 et suiv.

2

reçu l'approbation du comité supérieur d'hygiène publique.

8° Dit que la médecine vétérinaire confond avec le *charbon épizootique infectieux* une *maladie enzootique virulente*, sans propriété infectieuse, foudroyante, et particulière aux animaux domestiques herbivores ; qu'on prévient ce mal désastreux et fréquent en amendant les prairies qui le produisent avec du calcaire ou des fumiers ;

9° Dit que *la goutte enzootique,* particulière à l'espèce bovine, cesse de paraître dans les localités où elle sévit si malheureusement, lorsque les prés y sont amendés par du calcaire ou des fumiers ;

10° Dit que ceux qui, naguère encore, professaient que la *morve chronique* n'est pas contagieuse, observèrent uniquement des chevaux bien nourris au sec, sans se douter qu'un régime vert et moins substantiel rend les mêmes sujets trèsaccessibles au mal ;

11° Décrit les *os* du cœur des ruminants ;

12° Obtenu, après trois ans de lutte et de persévérance, l'établissement des commissions de remonte par l'ordonnance du maréchal de Saint-Arnault, rendue dans les termes de ma demande ;

13° Exprimé, pour mettre en bon rapport l'officier et l'éleveur, le vœu que la remonte soit faite, en temps de paix, solennellement *une fois l'année* dans les pays de production ;

14° Fondé, en médecine comparée, un système étiologique général, divisé en quatre doctrines, faisant l'objet de cette brochure.

L'esprit d'investigation, dans les sciences, ne sympathise jamais avec le bonheur : l'un dévore l'autre. Il y a évidemment péril à créer des voies nouvelles pour arriver à l'inconnu ; mais rien ne saurait arrêter le travailleur dévoué au progrès, qui s'abuse toujours, dans le succès, en pensant que tout homme compétent doit apprécier son œuvre et s'y intéresser.

PRÉLIMINAIRES.

L'étiologie est, pour ainsi dire, le flambeau des théories médicales, et doit, par son perfectionnement, élever l'art de guérir au niveau des sciences exactes. Il faut donc, en ce qui concerne l'influence des causes sur l'économie animale, ne rien arrêter en principe de ce qui n'aurait pas été bien démontré par l'expérience.

Les hypothèses ont, en médecine, entravé le progrès et frayé de fausses voies ; les annales contemporaines peuvent elles-mêmes, à ce point de vue, servir d'enseignement. Après en avoir redressé quelques-unes, nous passerons à la réfutation de celle d'Hippocrate concernant les épidémies.

On a longtemps professé, en haut lieu, que la *morve chronique* n'est pas contagieuse. Les praticiens ayant démontré le contraire, les théoriciens, pour expliquer le fait, ont soutenu avec éloquence que *la morve chronique passe à l'état aigu avant de se communiquer*. Pour apprécier cette manière de voir, il suffit de lire ce qui est écrit page 379 de notre ouvrage : « Les chevaux bien nourris au sec, comme à la ville, » acquièrent une constitution capable de lutter avec » avantage contre l'envahissement du principe contagifère, tandis que ces mêmes animaux, soumis, » à la campagne, à un régime débilitant, ayant pour

» base le vert et la paille, ne résistent plus à la
» contagion. »

On donne, aujourd'hui encore, à la morve spontanée
une foule de causes, telles que la *fatigue*, les *intempéries*, les *arrêts de transpiration*, les *denrées avariées*
ou *moisies*, les *habitations humides* ou *mal aérées*, l'*air
vicié*, les *pluies prolongées* ou la *grande sécheresse*, etc.

Mais M. le docteur Bouillaud, académicien distingué, fit observer à la section vétérinaire, à la suite
d'une discussion qui eut lieu à l'Académie de médecine,
séance du 3 septembre 1861, qu'on *ne saurait raisonnablement admettre qu'une maladie reproduite toujours
exactement par le même virus, dépende de causes si
nombreuses et si disparates.* Sans *spécificité de cause*,
dit l'honorable M. Bouillaud, point de *spécificité d'effet*.
Cette très-judicieuse observation s'applique aussi aux
mêmes vues concernant le charbon, que ces savants
attribuent à l'*état atmosphérique*, à la *variété du sol*, à
l'*alimentation avec des fourrages altérés ou moisis*, à
certaines conditions d'hygiène, de *stabulation*, de *conduite d'animaux*, aux *effluves des marais*, aux *eaux
bourbeuses colorées par les fumiers*, aux *eaux chaudes
ou froides*, etc., formules banales.

Ces deux pernicieuses affections n'ont, en effet,
qu'une seule et même cause : les *subsistances envahies
par les champignons parasites vénéneux*, à cette différence près que, dans le premier cas, les aliments étant
de bonne qualité, donnent à l'économie assez de force
pour enlever au sang le principe morbide et le porter
au dehors, et que, dans le second, ils étaient déjà
avariés avant de se couvrir de moisissure. Cette avarie,
affaiblissant les principes nutritifs, ne fournit plus

à l'économie les forces nécessaires pour éliminer du sang l'agent désorganisateur.

On a, toujours en haut lieu, pour expliquer les maladies infectieuses de la Beauce, accusé les plantes légumineuses des prairies artificielles ; de sorte que des fourrages salutaires, que des végétaux dont l'abondance et les heureux effets doivent amener la prospérité chez le cultivateur, sont présentés comme une nourriture suspecte et dangereuse. On n'a point vu que ces plantes, qui sèchent difficilement, sont, dans cette contrée, le plus souvent entassées en bottes, et que le mâl vient de ce que, dans certaines années, ces fourrages se moisissent aisément ; mais on ne pourrait saisir ces particularités qu'en séjournant sur les lieux, où il ne suffit pas de passer pour se renseigner. On verrait, du reste, médiocrement par les yeux des autres.

Les savants ne pouvant de leur cabinet suivre les sentiers que nous avons si longtemps battus dans notre pratique, ont, le microscope en main, passé les bornes et pénétré dans nos domaines pour y chercher les champignons dont nous avions, depuis dix-sept ans, signalé l'existence. Dans nos affections cryptogamiques externes, ces champignons ont dû se présenter à leurs regards en pleine végétation, et ils n'ont aperçu, dans le sang des victimes de nos maladies internes, que des débris de ces plantes microscopiques (bactéries). N'ayant pu ainsi que constater un fait, ils en cherchent la cause dans les corpuscules de l'air ou dans ceux de l'économie, quand elle y est matériellement apportée par la nourriture.

Genner pensait que la variole de la vache (cowpox) était originaire d'une maladie du cheval ayant son

siége à la partie inférieure des jambes (1). Depuis, on
a beaucoup cherché quel pouvait être ce mal vaccinogène.

M. Bouley communiqua la variole à une vache en
lui inoculant le virus de la prétendue stomatite d'un
cheval, et, ayant ensuite inoculé à un enfant et à quelques élèves de l'école le virus de cette vache, l'honorable professeur, surpris de voir, à la suite de ces
opérations, surgir de véritables boutons de vaccin,
crut avoir découvert que la stomatite aphtheuse du cheval était la maladie vaccinogène cherchée, et il proclama ce résultat comme une *heureuse révolution*. Mais
M. Depaul, académicien en médecine, répondit à
M. Bouley que la stomatite aphtheuse de son cheval
n'était autre chose que la variole propre à l'espèce
chevaline, que M. Lafosse a décrite dans un excellent
mémoire, travail qui, à l'académie de médecine, a sou-
levé les débats de cette grande question. Néanmoins la
discussion n'a amené aucune solution satisfaisante,
parce que les savants, qui sont, à ce point de vue, dans
une fausse voie, semblent ignorer que nous avons,
pages 333 et suivantes de notre ouvrage, démontré
en 1848 que les varioles, comme toutes les maladies
transmissibles par principe volatil, ont exceptionnellement une origine cryptogamique, et que chaque espèce
d'animal domestique a sa variole propre, comme la vache
a la sienne, ainsi que l'homme.

Ne cherchons donc pas l'origine de la variole de la

(1) Les eaux aux jambes du cheval, qui, du reste, ont une origine
cryptogamique, ont été aussi citées par plusieurs auteurs comme
vaccinogènes, et confondues avec la variole de cet animal.

vache (cowpox) ailleurs que dans la nourriture envahie par les cryptogames parasites. C'est ainsi que nous l'avons vue naître sur les vaches de la race parthenaise dans plusieurs localités, et particulièrement sur les terrains *calcaires siliceux* : à Ardin, chez Mme Guérin, à Besleuf, à Saint-Pompin (Deux-Sèvres), etc.

Principes saisissants qui portent ainsi définitivement une révolution extrême dans cette vaste question.

La loi qui règle la transmission à distance de sujet à sujet dans les espèces, et qui la rend généralement inefficace d'espèce à espèce, laisse le champ libre à l'inoculation. Elle permet, comme l'a appliqué Genner par un *essai heureux*, de substituer une variole bénigne à celle qui offrirait un caractère pernicieux (1).

On doit donc surtout repousser les théories hypothétique. Mais c'est celle d'Hippocrate, concernant l'origine des épidémies, qui, sans contredit, a causé le plus de préjudice à la science et à l'humanité : si bien qu'aujourd'hui, dans le monde savant, on n'est pas plus avancé sur la cause de ces affections, qu'on cherche vainement dans l'air, que sur les raisons qui propagent ces redoutables fléaux, dont certaines espèces parcourent l'univers en dévastant impunément la société et les bestiaux.

Les idées que professait Hippocrate à l'école de Cos règnent encore de nos jours, et jouissent du plus grand crédit, malgré leur flagrante stérilité. On accuse donc, sans aucune preuve, les *miasmes,* les *constitutions médicales atmosphériques,* le *génie épidémique!*

(1) On attribue au génie de Genner une idée qui lui a été communiquée par Rabeau-Pommier, ministre protestant de Montpellier, qui la devait lui-même au hasard, et non à des recherches.

Et, bien que cette théorie se ressente de l'insuffisance des notions du temps, elle a, sous l'égide d'un nom fameux, traversé en dominatrice les générations qui ont suivi celle à laquelle ce puissant génie l'avait si souverainement imposée.

Qui pourrait, en effet, à moins d'affecter une grande témérité, présenter un système à l'encontre de celui devant lequel tant de siècles se sont inclinés? Qui oserait se déclarer l'adversaire de principes si généralement invoqués et soutenus quand même; sans être préalablement imbu de la conviction la plus intime, et en mesure d'offrir, en même temps, les preuves de recherches spéciales couronnées d'un plein succès?

Personne n'a pu en effet, jusqu'à ce jour, substituer rien de positif à ces théories si élastiques des temps reculés. On s'est, par tradition, laissé complaisamment aller à leur remorque, en vue de l'écho qu'on a rencontré d'âge en âge chez les savants, comme dans les diverses classes de la société, sur lesquelles agissent avec prestige les *odeurs putrides*, les mots *air vicié*, *miasmes*, *effluves*, *marais*, bien qu'on n'ait encore trouvé aucun principe septique dans les *gaz délétères (miasmes) résultant de la décomposition des substances organiques.*

Le problème des miasmes est résolu par cette vérité que les gaz, mêlés à l'air, ne peuvent, de quelque nature qu'ils soient, donner naissance à aucune *maladie infectieuse*, s'ils ne sont eux-mêmes imprégnés du virus volatil contagifère provenant de quelque sujet atteint de maladie infectieuse cryptogamique.

Ainsi l'air saturé de gaz délétères (miasmes) ne peut qu'accidentellement faire surgir le mal qu'il ino-

cule par les voies respiratoires, tandis que les cryptogames ingérés, *unique cause spontanée*, procèdent par
les voies digestives.

D'où il suit que les foyers de décomposition, les
odeurs désagréables, les effluves, les *marais* de toute
nature, qui ont été vulgarisés comme dangereux, sont
foncièrement impuissants dans l'espèce.

Hippocrate, trompé par les apparences, fut forcé
d'accepter ce qu'il ne pouvait démontrer, et, s'appuyant
sur les cas d'asphyxie, phénomènes atmosphériques
mystérieux pour lui, il lança dans l'air son vaste génie,
pour en faire éclore ces conceptions magistrales qui
devinrent l'héritage des générations successives. Mais
cette foi tant propagée pour une œuvre que trahit si
bien son origine éphémère s'ébranle évidemment en
présence de vérités saisissantes.

Revenons donc sur quelques passages des écrits du
père de la médecine, et voyons si, au sujet des maladies générales, le crédit de cet homme immortel ne
paraîtrait point illusoire, dans l'espèce, sur d'autres
points.

On lit, par exemple, dans la troisième constitution
de la doctrine de Cos, savoir :

« 50 jours avant l'équinoxe, grandes et fréquentes
» pluies, vents du nord.

» 50 jours après l'équinoxe, petite pluie, vent du
» midi.

» Hiver, vent du nord, sécheresse, froid, vent fort,
» neige.

» Vers l'équinoxe du printemps, orages violents,
» vent du nord, sécheresse, petite pluie froide.

» Conséquences morbides : paralysies pendant l'hi-

» ver ; il y a eu en général beaucoup de mortalités qui
» frappèrent surtout les adolescents , les jeunes hom-
» mes faits , les enfants. »

Hippocrate, dit Litré , se contente d'énoncer le résultat de ses observations ; il n'explique pas comment
ces résultats ont été obtenus, ni à l'aide de quels moyens
on pourrait les vérifier.

Cette judicieuse remarque de la part du célèbre com-
mentateur s'applique encore fort bien aux principes
suivants , émis par le grand praticien comme ayant une
influence capitale sur les épidémies :

1º L'exposition des villes ;

2º La proximité des eaux ;

3º Les saisons ;

4º Les boissons ;

5º Enfin les climats.

Tel est le positivisme d'un système étiologique tant
exalté. Chaque jour on fait avec persévérance des
applications infructueuses de ses principes , et , par
suite , les épidémies surgissent et continuent impunément leur marche funeste.

Il est aisé de voir néanmoins que les maladies infectieuses sévissent particulièrement dans les établissements publics où il n'y a qu'un fournisseur pour les
vivres , et qu'elles sont sans ménagement même pour
ceux de cette catégorie qui réunissent les meilleures
conditions d'assainissement. Ce qui n'est pas moins
apparent , c'est que ces maux, qui ne se montrent , au
contraire , que par exception dans les usines même les
plus infectes et les plus peuplées , et dans tout autre
lieu de réunion dont chaque membre prend sa nourriture chez soi, sont inconnus partout où le pain est fait

avec des farines fraîchement moulues et provenant de blé exempt de cryptogames, quel que fût, du reste, le degré d'altération de ce blé.

La théorie de l'école de Cos est professée aujourd'hui par les hommes qui occupent les positions les plus élevées de la science médicale. Comme il plane ainsi, devant tout, sur l'étendue de ce profond système, une méprise générale, il nous a fallu, pour y projeter la lumière, organiser dans notre clientèle rurale un vaste plan d'observation pratique ; mais, pour avoir scrupuleusement sondé tout ce qui a trait à cette importante question, nos vues se sont pourtant, par présomption, assidûment portées sur l'étude de l'influence de la nourriture prise dans divers états de conservation, comparativement avec l'influence des miasmes ou de toute autre sur l'économie animale.

Ce genre de recherches eût été impossible au sein d'une grande cité, même avec la clinique des hôpitaux et celle des établissements publics les plus peuplés, parce que les sujets n'y sont pas stables, et que les approvisionnements annuels n'y sont point en pratique. Les denrées qui se succèdent dans les magasins ne sont pas toujours de même provenance ni semblablement moisies, et elles sont de trop courte durée pour que l'incubation ne porte pas le développement du mal après l'arrivée de nouvelles provisions : de là des théories imaginaires.

A la campagne, au contraire, les praticiens trouvent dans les habitations, pour toute une année, en conserves, des subsistances de diverse nature, destinées à des animaux ou à un personnel stationnaire. Du moins, lorsque le mal surgit, on peut, dans les restes des ap-

provisionnements, rencontrer des témoins fidèles, de
manière à pouvoir comparer les résultats obtenus avec
d'autres observations antérieures ou ultérieures de
même nature. Nous avons ainsi été conduit à fonder un
système étiologique général dans lequel nous distin-
guons quatre doctrines différentes, dites *miasmatique,*
cryptogamique, phanérogamique et météorologique.

AÉRATION.

Les maîtres de la science vétérinaire, ceux principalement qui ont conseillé de rebâtir les casernes et d'y donner à chacun de leurs habitants plus d'air à respirer, cherchent aujourd'hui à justifier cette mesure onéreuse. A les entendre, le sacrifice de capitaux énormes n'a point eu seulement pour effet de fournir un logement spacieux et splendide à des serviteurs dont les droits à la reconnaissance du pays sont incontestables ; mais il aurait servi encore à élever une barrière insurmontable contre des maladies funestes et ruineuses. Ces savants, imbus d'une erreur vraisemblable, invoquent, comme monument durable en faveur de l'aération, des preuves éventuelles comme on en trouve dans un discours inséré au recueil de médecine vétérinaire, numéro de juillet 1862, et prononcé à l'Académie par M. Renaud, de regrettable mémoire, inspecteur général des écoles vétérinaires. D'après ce travail, la mortalité sur les chevaux de l'armée française a diminué à mesure que le nombre des nouvelles casernes augmentait. L'auteur a fortifié ses convictions en Allemagne, où la morve et le typhus sont rares, dit-il, et où les chevaux de guerre nourris, du

3

reste, comme les nôtres, occupent dans les écuries un espace de 1 mètre 50 centimètres de large.

M. Renaud, par des chiffres puisés dans les cartons de l'administration supérieure, arrive à constater un décroissement successif de pertes de 1846 à 1858. « Or, dit-il, depuis 1846, il n'y a eu absolument de » changé, dans les conditions d'hygiène de nos che- » vaux, que la largeur de la place qui leur est accordée » dans les écuries, que l'augmentation de la capacité » et que l'aération et la ventilation de ces localités. La » *nourriture*, l'exercice, le pansage, etc., sont restés » les mêmes. Il n'y a donc pas à se méprendre sur la » cause de cette amélioration si rapidement et si sen- » siblement croissante de l'état sanitaire. »

Il semblerait que M. Renaud et ses adhérents igno- rent :

1° Que, depuis 1846, on a à peu près réformé les vieux fourrages qui, avant, étaient acceptés, même en novembre ;

2° Qu'on est arrivé enfin à laisser livrer, dès la récolte, les foins nouveaux, auxquels on attribuait, naguère encore, des propriétés pernicieuses : erreur déduite de ce que ces derniers restaient seuls témoins des maux surgissant à la suite de l'emploi des restes de magasin (souvent moisis) ;

3° Qu'on est moins exigeant sur la quantité des ap- provisionnements ;

4° Qu'on a ordonné de laisser un intervalle d'un mètre entre le mur et les fourrages ;

5° Qu'on a pratiqué de nouvelles et amples ouver- tures dans les magasins, afin de favoriser la ventila- tion qui, ici, a véritablement raison d'être.

Ces réformes capitales sont consignées dans notre ouvrage, déposé depuis 1848, par ordre supérieur, dans
la bibliothèque du ministère de la guerre, où *il a dû
être consulté.* Réformes que nous avions, dès 1838,
lorsqu'on commençait à bâtir, chaleureusement re-
commandées auprès de M. le général Bernard, alors
ministre, dans une audience dont ce bienveillant
homme d'État nous honora, à l'occasion de renseignements relatifs aux ravages de la morve en Algérie, en
Morée et en Espagne. Si ces messieurs prennent pour
rien de tels changements, ils se trompent, et s'ils ne
déclinent les motifs qui ont décidé M. le ministre de la
guerre à projeter la suppression des magasins à fourrage en faveur des meules en plein air, ils trompent
surtout les autres, vu que, malheureusement, dans
l'espèce on a une grande confiance dans leurs opinions.

Il est évident, néanmoins, qu'avec ces conditions, la
santé des chevaux ne serait pas plus compromise, si
l'espace accordé à chacun était un mètre, au lieu de
1 mètre 45, dans des écuries à deux rangs, ayant
9 mètres de largeur sur 3 de hauteur, au lieu de 13
et 6 mètres.

Les dimensions seraient encore réduites, que nous
n'y verrions aucun inconvénient (1). Nous en avons

(1) Nous accepterions, avec la surveillance des denrées alimentaires,
l'épreuve dans des écuries quelconques. Des chevaux ainsi logés
braveraient, même au sein de la malpropreté la plus ignoble, la
morve, le farcin et les fièvres typhoïdes, tandis que d'autres, main-
tenus dans les plus somptueuses casernes, périraient de ces maux
redoutables dès qu'on aurait cessé de maintenir les réformes opérées
dans le régime depuis nos publications.

Nous tenons pour ces expériences à la disposition de M le ministre pour preuve de nombreux faits recueillis dans notre pratique, et particulièrement ce qui se passe dans les exploitations des pays d'élèves. Là les animaux sont entassés dans des lieux où ils touchent le plancher du fenil avec la tête, et où les portes, presque continuellement fermées, sont les seules ouvertures qu'on y remarque. Cependant la morve et le farcin y sont inconnus.

Il y a encore d'autres raisons d'où découlent cet état sanitaire si satisfaisant, et dont le discours de M. Renaud ne parle pas.

Les remontes sont faites aujourd'hui avec plus de largesse. On n'est plus limité pour les prix, à tel point que les chevaux de luxe et d'attelage sont achetés pour monter nos cavaliers, et qu'ainsi ces animaux, plus robustes et plus vigoureux, luttent avantageusement contre les attaques d'une égale quantité de parasites vénéneux.

La réforme des chevaux s'opère aussi, depuis 1846, sur une échelle beaucoup plus étendue, et comme les régiments sont classés comparativement aux pertes qu'ils éprouvent, ils auraient intérêt à compter parmi les bêtes adjugées celles livrées à l'équarrisseur pour être abattues. MM. les officiers et les vétérinaires, désireux de voir le corps bien noté à ce point de vue, et peu soucieux des principes émis dans le discours précité, portent, au contraire, judicieusement toute leur attention vers les denrées alimentaires.

L'irritable étrille, tant prônée autrefois par les mêmes conseillers comme la *moitié de la nourriture,* est au-

une écurie de 100 mètres de long à deux rangs, n'ayant d'ouverture que les portes, et capable de contenir 200 chevaux.

jourd'hui beaucoup moins *imposée*, conformément aux recommandations tracées pages 203 et suivantes de notre livre. L'épiderme étant ainsi mieux respecté, les animaux ne sont pas si sensibles aux variations atmosphériques, et ils se trouvent, par suite, dans de meilleures conditions pour lutter contre le mal. Qu'on ne vienne donc pas dire qu'il n'y a de changé que la quantité d'air accordée.

Toutes ces réformes, opérées dans le régime des chevaux de l'armée, ont produit d'excellents résultats auxquels M. Renaud donne le change, et qui ont enfin décidé l'administration à faire entasser les foins en meules. A Niort, un enclos d'un hectare et demi, choisi à cet effet, pourra en contenir six de deux cents milliers chacune. Un vaste hangar, établi à l'entrée de ce local, est très-propre à l'exploitation des approvisionnements. Le conseil municipal doit, du reste, en faciliter l'accès par une voie large.

S'il nous est donné de voir ainsi mettre en pratique les préceptes que nous avons, depuis 1836, si obstinément recommandés par nos écrits et dans nos officieuses démarches, pour arrêter des maladies si préjudiciables au Trésor, on doit, d'un autre côté, s'étonner surtout de ce que nous n'ayons pas été encore l'objet de citation de la part d'une administration qui, dans sa bienveillante gratitude, se montre ordinairement jalouse d'enregistrer les moindres services.

La science, qui, à ce sujet, puise continuellement à la source de l'erreur, est engagée dans une impasse d'où elle ne sortira que si l'on admet franchement un praticien expérimenté à prouver authentiquement la théorie qu'il produit avec tant d'autorité.

La commission de la Société centrale de médecine vétérinaire, dans le rapport lu à la séance du 13 novembre 1856, nous reproche, en termes ironiques, de faire table rase de toutes les théories et travaux qui existent à ce sujet. Telle a été sans doute, dès le début, notre détermination ; autrement nous ne serions arrivé à aucun résultat satisfaisant, au milieu des théories étiologiques fort contradictoires de l'époque, et notre système général serait dans le néant. La même commission a aussi publié que nous avançons des faits sans les démontrer. Mais rien n'est moins exact ; car, quoique nous n'ayons pas, comme ces messieurs, l'immense avantage d'expérimenter aux frais de l'État, nous apportons toujours les moyens préservatifs *sine quâ non*, et ce système ne peut être justement réfuté qu'après l'épreuve. Il en est autrement de celui de nos adversaires, qui, dans son erreur, n'est soutenu que par la renommée, et qui, par le fait, devient un obstacle aux progrès que nous apportons.

DOCTRINE MIASMATIQUE.

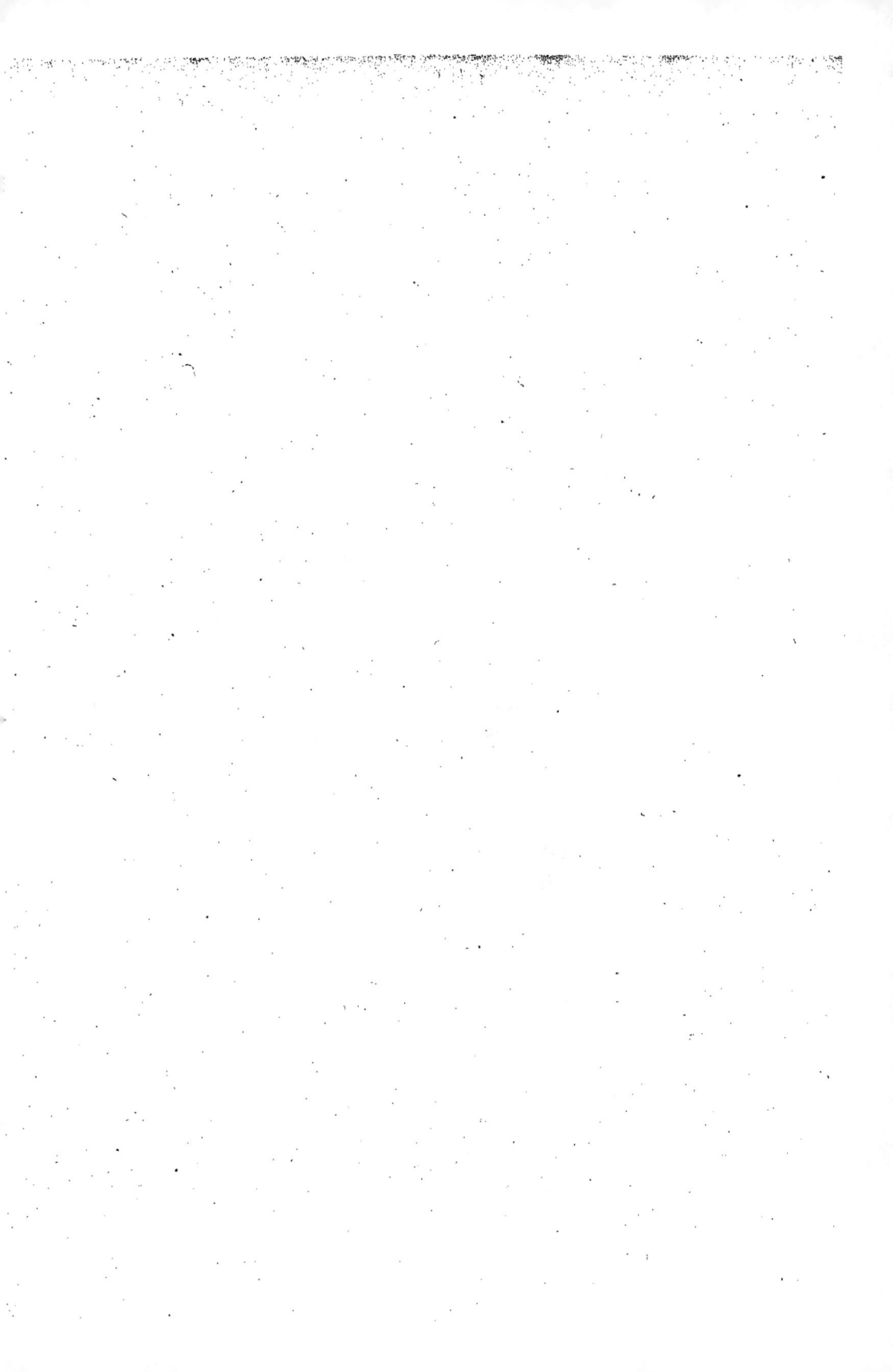

Cette doctrine, comme nous l'avons établi dans notre ouvrage, a pour objet de rechercher si les gaz délétères (miasmes), émanés des substances organiques, ont quelque influence sur le développement des épidémies et des épizooties infectieuses.

Si l'on attribue, aujourd'hui encore, de telles maladies aux miasmes, ce n'est que par tradition et en désespoir de cause; car cette vieille erreur ne peut plus être soutenue en présence des progrès scientifiques de notre époque, qui nous ont permis de connaître ces gaz, de les analyser et de les observer dans leur influence sur les êtres vivants.

Les gaz délétères qui, privés d'oxygène, sont asphyxiants, ne renferment en eux-mêmes rien de septique; et, quand ils éteignent la vie, on ne peut accuser que des phénomènes semblables à ceux que produit l'eau sur les noyés.

L'autopsie des asphyxiés ne décèle, du reste, rien de ce qui se rattache aux maladies infectieuses, quel que soit d'ailleurs le temps pendant lequel les sujets auraient vécu dans de tels milieux.

Nous avons, au contraire, pendant plus de 30 ans, remarqué que les hommes et les animaux domestiques peuvent impunément travailler au sein de ces fluides, qui sont naturellement absorbés, décomposés et expulsés des voies respiratoires et de l'économie , comme des corps inertes , pourvu qu'ils se trouvent mêlés à une quantité d'air suffisante pour entretenir les fonctions respiratoires et nutritives.

Des ouvriers de tout âge et des deux sexes vivent impunément, soit dans des usines, dans des égouts, dans des lieux en vidange, au milieu même de gaz délétères assez intenses pour éteindre la lumière, soit dans des mines, où l'hydrogène carboné se condense jusqu'à s'enflammer. Ceux qui échappent à l'asphyxie ne sont pas, pour cela, atteints de typhus spontané, pas plus que les jardiniers, qui respirent souvent la vapeur des fumiers, et les fabricants de noir animal. Nos lingères aspirent impunément, pendant leur travail, l'acide carbonique dégagé d'un fer creux contenant deux litres de charbon incandescent (1).

Les nombreux bestiaux qui s'abreuvent continuellement, et de préférence, des eaux fangeuses et infectes résultant des égouts et des fumiers , sont-ils, plus que les autres, sujets aux épizooties? La médecine ne recommande-t-elle pas aux personnes déjà affaiblies par des maladies de boire des eaux thermales contenant en excès des gaz délétères? N'est-ce pas une chose acquise que les chiens recherchent les chairs putréfiées, qu'ils mangent et flairent impunément?

Nous avons engraissé des lapins, des volailles, dans

---

(1) Les miasmes n'existent jamais dans les marais à un tel degré de condensation.

des réduits toujours envahis par des odeurs de chair en putréfaction.

Sans doute l'eau limpide, l'air et les aliments épurés conviennent par-dessus tout à l'entretien de la santé ; mais que peuvent tous les moyens hygiéniques contre un poison qui, par subtilité, s'insinue dans le sang qu'il altère, et contre le virus contagifère ? Certes, le Créateur a entouré la vie de nombreux moyens de défenses ; mais le succès est relatif à la nature plus ou moins toxique, plus ou moins bénigne des substances ingérées et à leur quantité.

Quelque funestes que soient les gaz délétères des substances organiques, nous avons toujours vu la réaction vitale lutter avec avantage, *à l'air libre*, contre leurs attaques.

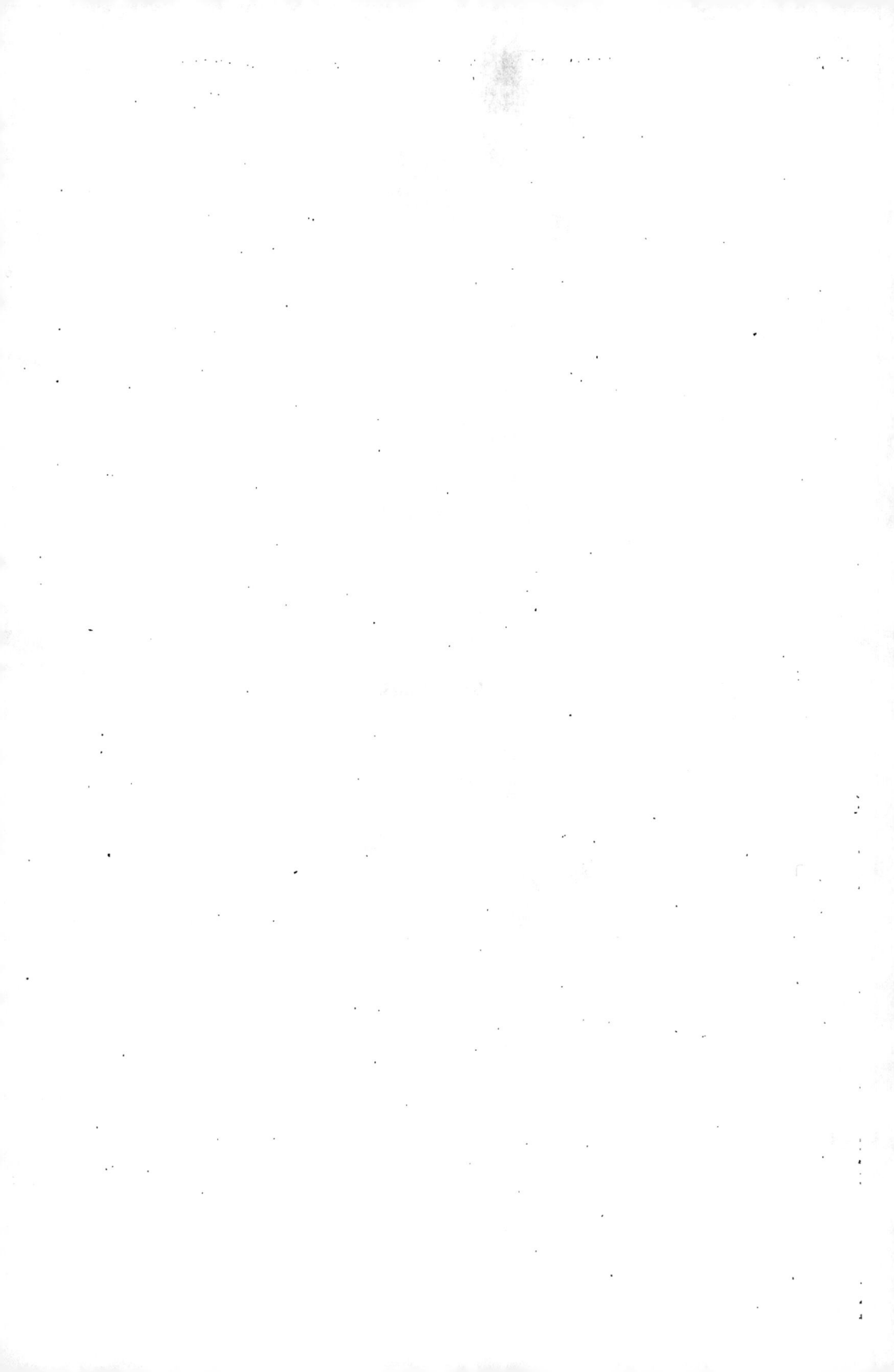

DES GAZ DES MARAIS.

Les marais exhalant les gaz les plus mal famés, nous avons, depuis 1824, suivi avec une grande persévérance l'état sanitaire des hommes et des animaux qui ont été successivement en rapport avec les travaux de desséchement opérés dans les immenses marais de la Sèvre-Niortaise. Nous n'y avons observé aucune asphyxie, parce que ces fluides, en se dégageant, s'étendent largement dans l'atmosphère, et que l'air libre, comme celui des habitations, ne s'en charge pas d'une quantité suffisante pour attaquer l'économie.

Ces gaz ont bien pu asphyxier des oiseaux dans les récipients où nous les avions introduits; mais, mêlés à l'air et entretenus dans les proportions d'un tiers, ils n'ont pu rien causer de ce qui se rapporte aux maladies infectieuses (1). Nos fréquentes visites au milieu des travailleurs employés aux desséchements ne nous ont point appris que ces émanations aient produit des effets pernicieux.

Les savants, trompés par l'odeur, et y voyant la source d'un principe morbide, n'ont pas hésité à con-

_____

(1) Le célèbre Dulong, dont nous étions, en 1819, le répétiteur à Alfort, fit les mêmes observations pour les effluves des fanges de la Marne.

seiller la destruction de grandes pièces d'eau , de superbes étangs et de vastes marais propres à la multiplication de beaux poissons, et très-favorables , au contraire, aux palmipèdes et aux bestiaux qui en habitaient les bords, comme aux végétaux.

Ainsi les vastes marais de la Sèvre, par exemple, ont considérablement gagné aux desséchements, sous le rapport de la culture, par la quantité et la qualité de terres arables et des prés desséchés qui ont fait la fortune d'un grand nombre de propriétaires. Mais les épizooties, qui y étaient inconnues alors, comme elles le sont aujourd'hui encore dans les vastes marais du littoral qui s'étend de l'embouchure de la Charente à celle de la Loire, y sont devenues fréquentes, surtout dans les années pluvieuses. En effet, les animaux, au lieu de vivre, comme ceux du littoral, exclusivement d'herbages qui ne se moisissent pas, habitent, pour le travail, des écuries, et vivent le plus souvent des fourrages qu'on conserve aujourd'hui en grange, et lors du développement des épizooties, nous avons constaté sur ces denrées l'existence de parasites végétaux, tandis que la source des odeurs marécageuses, des gaz délétères en avait entièrement disparu.

Ce qui n'empêche pas que, comme partout où on a assaini, les épidémies n'y reparaissent en même temps que les épizooties, principalement dans les années où la récolte des céréales et celle des fourrages se trouvent dans des conditions également favorables au développement des moisissures.

Ce vaste sujet d'expériences que nous avons parcouru avec soin, dans les années favorables ou funestes, est toujours dans des conditions propres à édifier les praticiens qui voudraient consacrer quelques années pour approfondir la science par des faits. (*Voir*, dans notre ouvrage, le tableau n° 1.)

Ces maladies hideuses ont disparu d'un grand nombre d'exploitations, où elles étaient attribuées aux miasmes, du moment que, par nos conseils, les granges et les fenils y furent transformés en hangars. Ainsi, pour ne citer que quelques exemples, depuis quinze ans que de tels changements ont été opérés chez MM. *Bré, maire de Magné; Rousseau, ancien maire de Bessine; Faucher, de Mougon; Ribreau, de Saint-Liguaire*, ces maux ne sévissent plus dans les écuries de ces hommes intelligents, où ils causaient d'abord de désolants et constants ravages par les maladies infectieuses. Partout où, par suite de la division de la propriété, on construit des granges, ces maladies surgissent : faits très-faciles à vérifier, et sur lesquels nous n'avons cessé d'appeler l'attention depuis de longues années, en présence de l'état de suspicion où se trouvaient les miasmes. Accusation chimérique, contre laquelle viennent protester énergiquement les établissements constitués suivant les règles sévères de l'hygiène, où les épidémies ont moissonné, naguère encore, amplement des soldats dans leur caserne et de jeunes élèves dans leur lycée.

En résumé, si les marais, où l'on vit de subsistances emmagasinées, particulièrement l'hiver, présentent de fréquentes maladies infectieuses, nous avons toujours remarqué qu'elles sont dues à ce que les parasites naissent sur les aliments plutôt dans ces lieux que dans les pays secs, parce que l'air y est plus humide ; que les denrées en conserves y sont, par leur con-

4

texture moins serrée, plus susceptibles de se moisir, et que les habitants, sous l'influence d'une nourriture relativement moins substantielle, ayant une constitution moins robuste que ceux de la plaine, offrent plus de prise au toxique et au principe contagifère.

Tel est le secret de l'insalubrité des *marais*, des *étangs*, des *ruisseaux*, des *rivières*, des *fleuves*, des *ports*, etc., ce qui peut être facilement vérifié dans toutes les localités de ce genre. De sorte qu'on peut, sans assainir, y arrêter les maladies par des soins sur la nourriture.

DE L'AIR VICIÉ.

Nous avons, dans le cours de nos incessantes recherches, étudié, principalement sur les lieux habités, l'air vicié ou altéré, ayant été aspiré et expiré plusieurs fois par des êtres agglomérés.

Depuis quarante ans, nous voyons engraisser des milliers de mules dans des écuries tellement closes, que la vapeur en *noircit et en pourrit* promptement les portes et les planchers, sur lesquels elle vient se condenser. Ces animaux, renfermés ainsi, pendant cinq ou six mois, dans des réduits étroits et obscurs, où ils respirent longtemps le même air, ne sont jamais atteints de maladies infectieuses. Nous avons été, au contraire, fort souvent appelé dans les fermes où ils se trouvaient, pour traiter de ces maux d'autres mules ou d'autres bêtes vivant en pleine liberté, mais consommant les fourrages qui touchent les murs, et les restes de celles qui sont à l'engrais.

Les baudets, objet de grandes attentions, ont sans cesse une nourriture choisie, et ils ne sont point sujets à ces affections mortelles. Cependant ils passent toute leur vie dans des cases, privés de jour, d'air et d'exercice.

Le caractère d'inocuité, à ce point de vue, de l'*air vicié*, est surtout en relief et rendu évident dans ces échoppes hideuses et ces lieux humides, proclamés généralement comme très-malsains, où une population laborieuse trouve la santé au sein de la malpropreté et de la puanteur, y bravant même les épidémies, qui n'hésitent pas à diriger leurs coups meurtriers vers les établissements publics, les lycées, en dépit de toutes les conditions hygiéniques et architecturales, lorsqu'il n'y a qu'un seul fournisseur de pain étranger à l'établissement.

Nous n'avons non plus trouvé rien de septique dans les écuries d'où l'on fait sortir les miasmes les plus redoutables, ceux qui, en France, ont servi de prétexte pour y reconstruire le casernement de manière à offrir à chaque habitant une plus grande quantité d'air à respirer. Tout le monde était de cet avis; mais, comme on ne touchait point ainsi à la cause des maladies infectieuses, elles ont continué à sévir dans les nouvelles casernes comme dans les anciennes, parce que la source du mal était dans les magasins à fourrage, où nous avions, par la voie du ministère, dès 1832, conseillé de commencer. Nous ne fûmes point écouté, et, nos prédictions s'étant réalisées, on a été enfin forcé de reconnaître la nécessité de remplacer, suivant nos préceptes, les *magasins à fourrage par des hangars et des meules en plein air.*

Le comité de cavalerie, en prenant la voie que j'ai tracée, est arrivé à affranchir les chevaux de nombreuses affections pernicieuses qui lui enlevaient, dans les garnisons, ses meilleurs bêtes. Ces messieurs ont, par là, certainement beaucoup mérité; mais aussi ils ont assumé sur eux une grande responsabilité, en ne publiant pas, avec tous les détails que commande l'importance du sujet, des résultats si prospères, et en ne faisant point connaître surtout la source où ils ont puisé de si heureuses inspirations. De sorte qu'on n'eut point l'idée de faire à la nourriture de l'homme l'application de ces principes. Et *les épidémies ont continué à sévir* dans les casernes où l'on avait *arrêté les épizooties.* Dans la belle caserne de Niort, où l'on ne supporte plus d'épizooties depuis qu'on y suit nos préceptes, nous comptons deux épidémies très-meurtrières qui ont sévi sur le 7ᵉ lanciers et le 6ᵉ chasseurs. En 1865, la maladie a atteint un grand nombre de cavaliers du 8ᵉ lanciers, dont quelques-uns ont succombé. Mais la plupart ont dû échapper à la fureur du fléau, grâce à l'activité du digne et généreux colonel de ce brave régiment, qui, en cette circonstance, eut recours à ses propres ressources, pour fournir du vin à ses soldats.

Pour se renseigner sur la fréquence et la fureur des épidémies qui règnent dans les établissements de l'État, il faut voir au ministère les rapports concernant ce qui a eu lieu dans les casernes, en temps de paix, où la médecine et le génie avaient épuisé leur science pour prévenir le mal.

Eh bien, avec cette quantité d'air si largement répartie et une sévère propreté, malgré la vigueur des sujets et les règles hygiéniques les mieux conçues et le plus strictement observées, les maladies y ont sévi d'une manière désolante en 1862 (1). Par exemple, pour prendre une année pluvieuse très-meurtrière peu re-

(1) Epoque de l'épidémie du 6ᵉ chasseurs, à Niort.

culée ; tandis que, dans les établissements industriels, où règnent trop souvent des conditions opposées aux lois sanitaires, et où les employés semblent, pour ainsi dire, entassés, il n'y a eu que très-peu de ces affections.

Les rapports parvenus au ministère, pendant cette remarquable année, citent aussi beaucoup de lycées et de pensions victimes de ces maux se déclarant, du reste, partout où un nombreux personnel est nourri de *pain fourni par le même spéculateur,* tandis qu'elles sont une exception dans les usines même *les plus infectes et les plus peuplées, où les ouvriers ont chacun leur nourriture chez soi.*

Les savants, néanmoins, mis en demeure de se prononcer, accusent encore les miasmes pour sauvegarder la science et leurs ouvrages. Et, pour avoir une idée de ce que l'on appelle miasmes, il faut lire, dans le rapport adressé à l'Empereur par Son Excellence le Ministre de la guerre, sur l'épidémie de l'école de Saint-Cyr en 1862, les opinions réunies du génie et de la médecine, touchant les causes et les moyens préservatifs. Car ici on accuse tout à la fois et les miasmes, qu'on fait sortir soit de l'humidité des lieux mêmes, soit de celle que *l'étang de Saint-Quentin y envoie d'une distance d'un kilomètre et demi, et les miasmes qui s'engendrent dans les chambres trop étroites (sic).* Il y a pourtant longtemps que les choses étaient dans cet état, et l'épidémie ne fut pas, que je sache, permanente. Quoi qu'on ait dit et fait, la science n'y trouva rien de septique ou de toxique, parce que, quand le mal surgit, les farines qui l'ont causé ont disparu. Il faut donc observer la nourriture à l'avance pour prendre la cause sur le fait.

Cependant des mesures d'assainissement furent ordonnées à Saint-Cyr ; mais, suivant une judicieuse remarque de Son Excellence, on n'a pas commandé les mêmes réformes pour les casernes *déjà assainies*, où le mal s'est déclaré dans les mêmes conditions. On n'en accuse pas moins les miasmes.

En étiologie, dans l'espèce, la médecine n'a pas encore pénétré les secrets de la nature. On tend à ne pas s'éloigner des idées miasmatiques qu'on professe, et, si les sommités demeurent ainsi, à ce sujet, plongées dans l'erreur, on doit l'attribuer :

1º Aux nombreux ouvrages que les savants ont faits sur cette question capitale ;

2º A l'impossibilité où se trouvent ces princes de la science de faire des investigations sur des denrées alimentaires entassées pour toute une année, et absorbées par les mêmes consommateurs ;

3º A leur persévérance à dédaigner les renseignements des praticiens qui, au contraire, peuvent constamment observer chez leurs clients, à la campagne, les restes des approvisionnements, témoins fidèles des ravages qu'ils ont produits ;

4º Aux insinuations trompeuses du virus contagifère qui, par sa subtilité aériforme, prend souvent pour véhicule l'air plus ou moins saturé d'odeur et donne le change. Telle est la solution du problème des miasmes. Le virus, dans ce cas, exerce impunément ses ravages, quand les foyers de décomposition le plus à proximité sont condamnés sans appel, et qu'on accuse même fort souvent des conditions semblables où il n'existe réellement, dans l'air, aucun principe contagifère pour expliquer l'erreur hippocratique.

Nous avons, pour notre part, poursuivi avec constance ce virus dans ses diverses insinuations. C'est par le développement spontané ou par l'état d'incubation du mal sur les individus, c'est par des sujets malades ou en convalescence, ou par des objets infectés, que le virus s'introduit dans l'air des habitations privées, comme il pénètre dans les hôpitaux et dans les autres établissements publics, où il donne l'occasion d'accuser les miasmes, qui s'expliquent par la présence du virus. Ce n'est pas autrement que les écuries des marchands de chevaux, nos infirmeries et beaucoup de maisons particulières ont été envahies par les maux contagieux.

J'ai souvent suivi le virus à la piste dans des ventes clandestines faites pour soustraire quelques sujets au danger des foyers d'infection où ils se trouvaient compromis par la morve, la clavelée, le charbon, le typhus, ce qui a fait naître une infinité de difficultés et de procès, et provoqué des condamnations par la justice là même où la science accusait les miasmes.

Notre doctrine miasmatique se résume dans les aphorismes suivants :

Premier aphorisme.

Lorsque les gaz délétères existent dans l'air en proportion incapable d'entraver les fonctions respiratoires, ils sont exhalés de l'économie, sans laisser aucune trace des maux infectieux dont on les accuse si gratuitement.

Second aphorisme.

Les gaz délétères ne renfermant en eux rien de septique, et leur atome n'étant pas régénérateur, ils ne peuvent occasionner aucun virus infectieux.

Troisième aphorisme.

Quels que soient la composition et le mélange de l'air et des gaz délétères (miasmes), ils ne peuvent donner naissance à aucune maladie infectieuse transmissible par principe volatil ou par transplantation.

Quatrième aphorisme.

Nul sujet ne peut contracter de maladie infectieuse au milieu de l'air et des gaz délétères qui ne tiendraient pas en suspens au moins quelque atome du virus contagifère.

Cinquième aphorisme.

L'air des établissements publics ou privés, quels que soient, du reste, l'état des habitants, leur nombre et la disposition des lieux, ne comporte de virus contagifère que celui qui proviendrait de sujets ayant contracté le mal à l'intérieur spontanément par la nourriture, de ceux qui l'auraient apporté de l'extérieur à l'état de maladie, de convalescence ou d'incubation, ou de l'introduction d'objets infectés.

Sixième aphorisme.

Lorsque ces gaz se trouvent mêlés à l'air suffisamment pour causer l'asphyxie, ils tranchent la vie par des phénomènes analogues à ceux de l'eau sur les noyés : on ne trouve sur les cadavres aucun indice des maladies infectieuses, et les victimes rappelées à la vie, bien qu'elles eussent vécu plus ou moins dans ce milieu, n'offrent aucun symptôme de telles affections.

DOCTRINE CRYPTOGAMIQUE

DES CHAMPIGNONS PARASITES.

Ce genre de plantes, d'une ténuité extrême, renferme beaucoup d'espèces et de variétés toxiques qui, au point de vue de l'équilibre, sembleraient constituer un des moyens de destruction que le Créateur, dans sa mystérieuse prévoyance, aurait cru devoir opposer à une multiplication surabondante.

La science ne possédant sur ces plantes que des traités fort incomplets, nous avons, de préférence, adopté les divisions de Person et de Bulliard. Or, d'après ces auteurs, les champignons angiocarpes (fructifications internes) admettent dans leur seconde division dite des gymnospermes (pleins de séminales) :

1º *Les moisissures* (contenant les bissoïdes), qui se développent avec tant de variations sous l'épiderme des plantes qu'elles décolorent et déforment en brisant le parenchyme ;

2º *Les rouilles* (renfermant les urédinées) à réceptacle capituliforme d'abord, pellucide, et puis opaque, qui infectent tant de substances, sans en excepter celles que semblent devoir défendre les sels et les liquides astringents ou acides les plus accrédités pour la conservation des matières animales.

Aucun végétal n'a une croissance si rapide que les champignons parasites : une nuit, une matinée, une

heure même suffit pour les voir ¸naître sur un sol ani-
malisé, comme autour des fumiers, en quantité innom-
brable, parvenir à leur complet développement, et
quelquefois au terme de leur existence. Ils se repro-
duisent bien par les sporules; mais, ainsi que nous
l'avons dit dans notre ouvrage, et comme nous le ver-
rons plus loin, la nature a voulu que ces végétations se
régénérassent *par la vapeur, par l'atome*, expliquant
leur trajet dans la circulation, et même leur développement sous l'épiderme et à la surface de la peau, s'ils
n'ont pas préalablement détruit le sujet où ils avaient
trouvé l'asile embryonnaire et des conditions propices à
leur croissance.

Ces plantes microscopiques recherchent les lieux
clos et obscurs, croissent sur les rochers et sur la terre
à toutes les latitudes, et, à raison de leur nature vé-
géto-animalisée, s'attachent, par instinct, à nos conserves alimentaires, quand celles-ci sont favorablement
disposées.

La privation d'air, un froid très-intense, une grande
sécheresse ou des courants atmosphériques arrêtent leur
reproduction; mais ces parasites peuvent, suivant le degré de la température et d'humidité, surgir en toutes
saisons, à toute heure; de là la possibilité de remonter à
la source des épidémies des quatre saisons, mentionnées
dans les écrits de tant d'auteurs qui les font naître des
miasmes, des variations atmosphériques, etc. (1); as-
sertions souvent accréditées, confirmées même par les

_____

(1) Voir le livre de Fuster, œuvre couronnée en 1840 par l'Académie des sciences. L'auteur, par des efforts inouïs d'imagination,
déplace les maladies suivant les variations des saisons; mais il
n'indique pas de moyen préservatif.

circonstances favorables à l'apparition de ces végétaux clandestins, fort trompeurs, du reste, parce que beaucoup sont innocents, et que les propriétés vénéneuses des autres sont d'autant plus redoutables que le lieu de leur naissance a été plus obscur.

Nos observations se sont bien moins arrêtées à des distinctions surabondantes de couleur et de forme qu'à l'estimation ou au rapprochement de leurs effets, dans des conditions analogues de constitutions géologiques et de température.

En effet, que nous font les teintes si tranchées d'un puccinia, d'un oïdium ou d'un des innombrables uredo dont des graminées ou des légumineuses peuvent être entachées, ou les formes si variées d'un botritis, d'un erineum, d'un mucor ou des algues dont nos conserves seraient infectées, si leur présence, à différents degrés d'extension ou de maturation, se montrent, ce que je pourrais dire, fidèlement en rapport direct avec l'apparition et l'intensité des maladies typhoïdes infectieuses, que ces parasites eux-mêmes nous ont conduit à qualifier de *cryptogamiques*.

Ne nous a-t-il pas suffi de nous assurer de la nature toxique ou inoffensive de ces petits végétaux, et de constater que les aliments exempts de ces substances vénéneuses produisent toujours des liquides et des solides acceptables par l'organisme, tandis que la nature révoltée, pour ainsi parler, contre l'assimilation du principe septique répudiable des plus pernicieux, ne tarde pas à poser le dilemme de leur expulsion ou de la mort?

Qu'on nous dise d'où viennent les phénomènes des impétigo, des dartres, des éléphantiasis, des engor-

gements scrofuleux, enfin de ces fièvres ardentes typhoïdes où la vie soulève ses forces contre l'agent
désorganisateur, sinon du travail d'élimination d'une
nature perturbée, avec ses crises et ses temps d'arrêt,
contre la production fongueuse non assimilable, transportée sous nos yeux dans l'économie animale.

Les plantes vivantes ont, en général, chacune leur
cryptogame d'adoption; mais, à l'état de cadavre ou
de conserves, elles deviennent un terrain inerte, acces-
sible à un plus ou moins grand nombre d'espèces qui
peuvent être ingérées avec elles par groupes plus ou
moins variés. A travers ces diverses espèces de parasites, il n'est pas possible de distinguer exactement ceux
qui sont toxiques de ceux qui ne le sont pas, de même
qu'on ne peut reconnaître à *priori* ceux qui causent tel
ou tel ravage. Nous avons perdu un temps précieux
en voulant faire ces distinctions, et nous avons fini
par connaître que nous n'avions qu'à constater la
présence des champignons sur les denrées alimentaires, les ravages qu'ils causent et les maladies qui en
résultent.

Les maladies infectieuses épidémiques et les maladies infectieuses épizootiques ont une analogie incon-
testable, bien qu'elles soient disparates en apparence.
Par exemple, la *morve,* la *variole* et le *typhus* sont trois
genres de maux infectieux caractérisés par une érup-
tion sur quelque surface: pour la première, à la pitui-
taire; pour la seconde, à la peau, et pour la troisième,
à la muqueuse digestive, tous, du reste, accompagnés
de perturbations du système lymphatique correspondant. Or il en est de même de la scrofule, du scorbut,
de la rougeole, de la scarlatine, de la stomatite, etc.

Ne constate-t-on pas en effet, dans ces maladies, la même altération du sang, la même disposition à l'adynamie, à l'hydrohernie, à la désorganisation des tissus, dès le début ?

L'ensemble constitue évidemment à nos yeux une classe à part, où l'on distingue deux ordres d'affections : les unes internes, généralement caractérisées par la propriété de se transmettre par infection ; les autres externes, douées d'une faculté végétative pullulante et se propageant par transplantation.

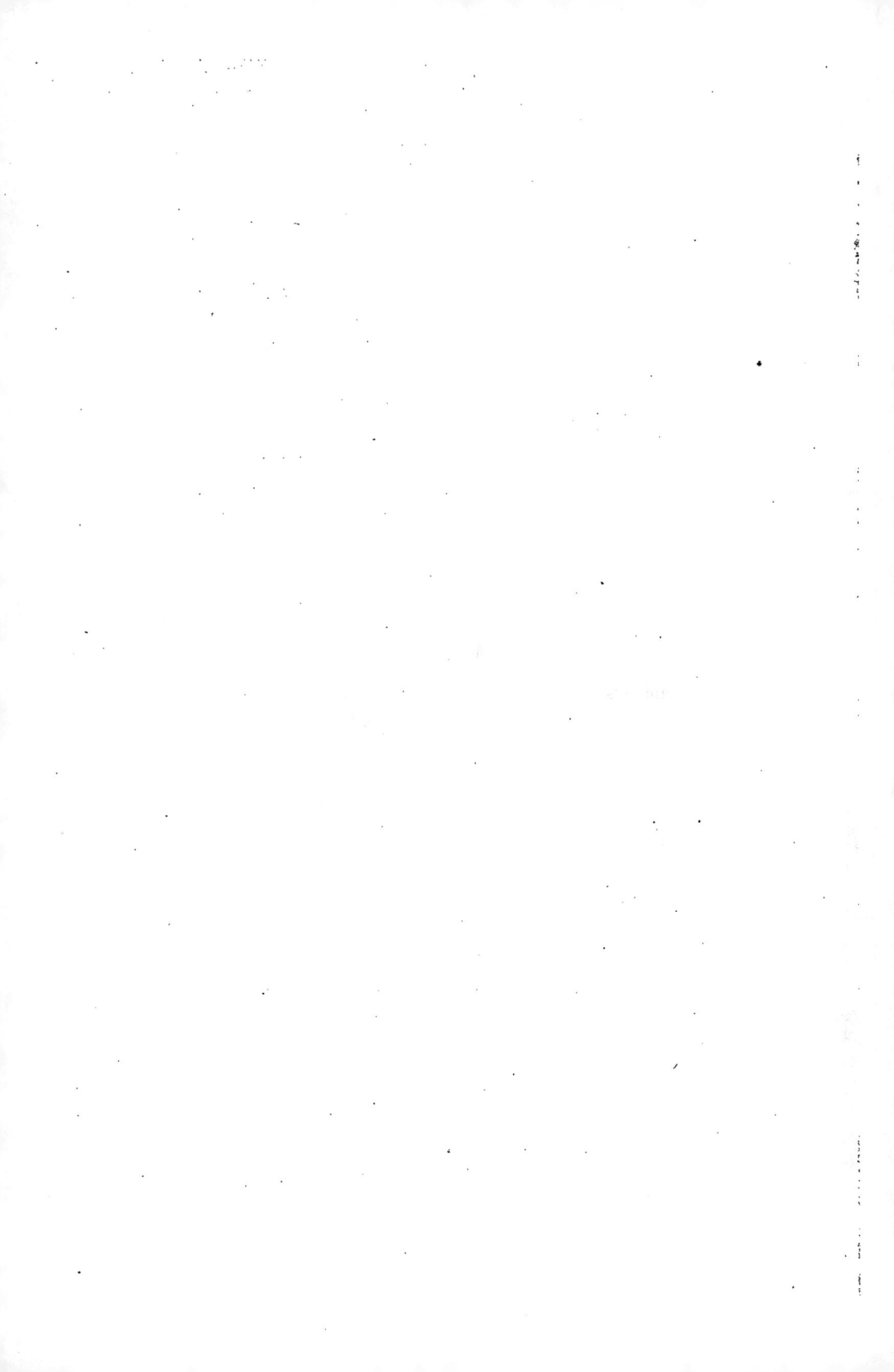

OBSERVATIONS.

ÉPIDÉMIES EN 1861 ET 1862. — DES SALAISONS. — ÉPIZOOTIES EN 1861 ET 1862.

Depuis la publication du résultat de nos recherches étiologiques, nous sommes revenu vers le vaste champ d'observations que nous nous étions tracé, dans notre clientèle, sur les lieux des sinistres. Si, en ce qui concerne l'influence des miasmes et autres sur l'économie animale, comparativement avec celle de la nourriture, nous avons, malgré notre profonde conviction, suivi de nouveau les détours des sentiers ardus qui nous avaient conduit à pénétrer quelques secrets de la nature, nous voulions avoir de nouveaux faits. Nous étions mu par cette pensée que l'autorité scientifique pourrait enfin être amenée à l'abnégation de principes erronés qu'elle professe, et qui la portent à entraver les idées salutaires que nous avons mises au jour, pour la glorification de la science et le bien de l'humanité.

L'année 1860 fut très-pluvieuse pendant la végétation et la récolte ; les denrées en furent abondantes, mais avariées et très-disposées à se moisir, comme celles des années 1852 et 1853. Les blés, surtout, que repoussa le commerce, s'écoulèrent lentement. 1862 arriva avant leur entière consommation, et ils .ont fourni, en faveur de notre système, de nombreux faits très-importants.

La disette de 1861 nous ayant forcés à tirer de l'étranger des blés et surtout des farines en quantité telle que la France se trouva encombrée de qualités inférieures, difficiles à préserver des *moisissures*, les années 1861 et 1862 ont, par suite, été très-fécondes en épidémies typhoïdes très-meurtrières (1).

(1) C'est toujours dans l'année qui suit la récolte avariée que les maladies prennent naissance (suivant l'état des lieux d'approvisionnement), c'est-à-dire après que les moisissures ont eu le temps nécessaire pour surgir et se développer. Ainsi, si nous remontons à l'année très-pluvieuse de 1816, où les grains ont plus souffert que les fourrages, nous trouvons en 1817 plus d'épidémies que d'épizooties.

En 1824, les fourrages ayant plus souffert que les grains, nous eûmes en 1825 plus d'épizooties que d'épidémies. Il faut bien noter que partout où les aliments altérés sont préservés des moisissures, il ne peut y avoir de maladies infectieuses. En 1826 même, l'épizootie de 1824 a reparu dans les fermes où on avait couvert les restes des fourrages altérés de 1824 par la récolte de 1825. Ainsi, chez les sieurs Bonnin et Plantiveau, commune de Vouillé, et autres, nous fûmes surpris de voir reparaître l'épizootie de 1825 en avril et en mai 1826. En cherchant la cause, nous trouvâmes des restes de fourrages de 1824 mis à découvert, et que les animaux avaient consommés en grande partie. Ces restes étant bien plus garnis de moisissure que ceux de l'année précédente, le mal fut plus intense.

En 1852 et 1853, les fourrages ayant moins souffert que les grains, il y a eu peu d'épizooties et beaucoup d'épidémies, sur lesquelles nous avons fait une brochure qui retrace la manière dont les événements se sont succédé. Là encore nous avons constaté que l'excès d'altération des aliments n'était pour rien dans le développement des maladies infectieuses, et que les moisissures seules étaient les auteurs du mal.

Cette brochure est jointe à notre dossier sous ce titre : *Maladies infectieuses de* 1853 *et* 1854.

Il suffit, pour s'en convaincre, de lire les nombreux rapports adressés, à cette époque, à l'autorité, et d'énumérer les récompenses accordées aux médecins qui, comme toujours, ont, au milieu de ces grandes calamités, fait preuve de zèle et de dévoûment.

En 1860, la récolte des fourrages ayant souffert comme celle des grains, 1862, si féconde en épidémies, a été suivie aussi d'un grand nombre d'épizooties, sur lesquelles nous avons fait des observations très-curieuses que nous rapportons plus loin.

Nous avons surtout observé et suivi les parasites sur la nourriture de l'homme à la ville et à la campagne.

Les farines des blés de 1860 nous ont fourni, chez les cultivateurs, beaucoup de faits. Celle qui reste dans une huche d'une fournée à l'autre, se moisissant promptement dans ce meuble, où elle est enfermée dans l'obscurité, sous une température douce et humide, il nous a été donné d'y surprendre les urédinées surgir en quelques jours, et végéter à la surface d'une manière saisissable.

Souvent des volailles ont été, sous nos yeux, empoisonnées avec ces farines, entre autres chez le sieur Robin, cultivateur à Prahecq, chef-lieu de canton (Deux-Sèvres). La ménagère qui avait vu périr des oies auxquelles elle avait administré une pâte faite avec une poignée de farine restée ainsi dans une maie, en fut effrayée, et se promit bien de ne plus s'exposer ainsi à de nouvelles pertes.

Du pain fait de farine prise dans ces conditions, et mêlée avec une certaine quantité de cette substance fraîchement moulue, a fait développer le typhus sur des poules, et des morts subites sur des chiens. Le même mal s'est déclaré sur des chats qui avaient mangé des pelures de fromage.

La plupart des fermières expérimentées n'ignorent pas que le son, le gruau, la farine moisie (qu'elles appellent mitronée) fait périr les oiseaux de basse-cour et les cochons.

Nous avons constaté et proclamé d'une manière authentique la présence des moisissures (1) dans des farines qui, en 1862, ont déterminé un typhus pernicieux qui a sévi sur le 6ᶜ régiment de chasseurs, comme nous l'avions fait au sujet de pareilles denrées expédiées des magasins de Crimée à notre garnison, lesquelles avaient fait naître un typhus non moins funeste aux soldats du 7ᵉ lanciers. Chacun de ces deux corps perdit une trentaine d'hommes en quelques mois, sur une grande quantité de malades.

La mort frappa, comme toujours, les jeunes militaires, qui ajoutent encore un supplément à leur ration de pain (2).

En février 1865, une épidémie typhoïde ayant sévi à Niort sur le 8ᵉ de lanciers, un grand nombre de ca-

---

(1) Afin de voir les moisissures, il faut, avant de déranger les sacs, couper un morceau de toile, l'enlever avec précaution, et regarder la farine avec la loupe. Dans les tas, c'est la surface qu'on doit observer. Quand il y a adhérence, on brise en deux une motte pour examiner les surfaces intérieures. Mais, dès que les sacs sont vidés, il ne reste plus, même à l'homme spécial et expérimenté, que l'odeur du pain pour se renseigner.

(2) Ce genre de poison ne permet pas de suspecter la bonne foi, puisque personne ne l'insère dans la denrée. Il y surgit à l'insu des gens du commerce, qui, généralement, ne se doutent pas plus de sa présence que du danger qu'il suscite.

valiers furent atteints. Mais, dans cette circonstance
difficile, l'intelligent colonel de ce beau régiment,
M. de Nansouty, qui préalablement avait étudié la
question dans mon livre, eut, sans perdre de temps, la
prévoyance de faire, pendant quelque temps, distri-
buer chaque jour un demi-litre de vin par homme.
Cette sage précaution fut couronnée d'un plein succès :
car, grâce à l'excellent remède, ce corps n'eut à déplorer, sur tant de malades, que la perte d'un très-
petit nombre des siens.

Dans les manutentions, dans les intendances, on
est, comme en médecine, froissé quand on entend
accuser les farines, et il ne nous a pas encore été permis de nous en entretenir sérieusement avec ces
messieurs.

Ceux qui, par expérience, apprécieraient le danger,
et qui en craindraient la responsabilité, ne se laisseront
jamais prendre, si l'on n'a soin, comme nous l'avons
fait en ville, de surveiller à l'avance les magasins, surtout pendant les années et les saisons pluvieuses, et
dans les lieux suspects. Nos recherches étaient faites
en secret; nous n'eussions pas réussi autrement. Nous
ne devions pas, du reste, prévenir l'autorité médicale
des maladies que nous pouvions prévoir, puisqu'aux
yeux des plus prétentieux nous passions pour un
rêveur. Notre clientèle a beaucoup souffert du côté des
moins intelligents.

Voyons comment on peut être atteint lorsqu'on se
croit en sûreté. Pendant qu'en 1862 le 6e de chasseurs
était à Niort, dans sa superbe caserne, en proie au mal,
il régnait en ville une épidémie du même genre ; l'au-
orité en fut fortement touchée, et, dans sa vigilante

sollicitude, suspectant la nourriture plus que les miasmes, elle ordonna de faire des perquisitions chez les boulangers. On a bien, dès lors, saisi et confisqué des farines moisies à un tel point que les parasites étaient visibles et se laissaient trahir par l'odeur ; mais la visite n'ayant pu être faite partout à la fois, la mesure fut bientôt éventée, et les boulangers purent cacher ou faire sortir de la ville la plus grande partie de leur marchandise, sur laquelle les parasites étaient en pleine végétation. Au point que les ramifications de ces plantes entrelacées avaient aggloméré cette substance dans les parties en contact avec la toile.

Nous avions, autant que possible, fait suivre ces farines réprouvées par des gens qui nous en fournissaient, sous main, des échantillons (1).

Plusieurs meuniers ont acheté des charretées de ces farines qu'ils ont ensuite distribuées par poche chez les cultivateurs qui leur donnaient de bon blé à moudre. Conséquemment il y a eu, à quelque distance de Niort, des maladies typhoïdes très-pernicieuses, notamment dans trois fermes, où le personnel fut presque entièrement enlevé. Beaucoup de meuniers ont pu, je pense, faire des mélanges, mais il y en a, certes, un grand nombre qui ont négligé ce moyen de pallier le mauvais état des denrées.

La viande altérée peut être facilement appréciée par le consommateur ; du reste, jamais, sur les étaux, elle ne se trouve dans des conditions capables de com-

(1) Durant 30 années, ce genre de recherche nous a servi à la ville, pendant qu'à la campagne nous avions, dans les magasins, de fidèles témoins. Nous étions ainsi toujours bien renseigné.

promettre la vie. Cependant elle est soumise à une surveillance active, peu en usage à l'égard des farines, pour
lesquelles, il est vrai, les investigations rencontrent
plus de difficultés ; mais on ne doit, dans l'espèce, re-
culer devant aucun obstacle ; il y va de la sécurité, de
la vie des familles. Les savants du génie et de la médecine ont, par leurs théories erronées, jeté du discrédit
sur nos travaux et détourné ainsi l'autorité des mesures
salutaires : ce qui est très-regrettable.

Le décret qui ordonna des approvisionnements de
trois mois chez les boulangers était un acte de haute in-
telligence. En prévenant les cas de disette, il devenait,
en même temps, une grande mesure de sécurité générale. Ces approvisionnements faits en blé n'auraient
nullement compromis la salubrité. Les blés se conser-
vent mieux, et l'on peut, au besoin, les assainir par
des moyens impraticables pour les farines moisies.

Mais les grains exigent des logements plus vastes et
des manœuvres répétées, à cause de la mouture, du
blutage, de l'entassement, etc. Les boulangers ne
voulaient pas s'approvisionner en blé ; mais comme on
avait malheureusement permis de faire ces approvisionnements en farine, il en est résulté que les plus
vieilles se sont agglomérées, souvent, de manière à ne
pouvoir être remuées qu'avec la pioche. Nous n'entre-
rons pas dans d'autres détails ; ces faits, à la connaissance de tout le monde, ne souffrent pas de commen-
taires touchant les malheurs qu'ils peuvent causer.

Ce qu'on eût pu exiger en blé pour deux mois, au
lieu de trois, eût été suffisant et présentait une grande
sécurité en ce sens que les boulangers eussent été par

là obligés de faire moudre dans leur localité, et l'on échappait ainsi à tous les dangers de l'agiotage.

Un fournisseur peut empoisonner ses clients, les armées, les princes et tous ceux qu'il se charge de nourrir, sans crainte d'être inculpé lorsque la farine est légèrement moisie : on fait de beau pain et de superbes gâteaux avec des farines agglomérées par des moisissures. Il faudrait être pratique et spécial pour reconnaître, dans ces comestibles, l'odeur des champignons.

Aujourd'hui, surtout, qu'on commerce sur les farines comme *sur le sel*, sans plus de façon, une loi organique concernant le logement et le transport de ces denrées devient de première nécessité. Le poison, en surgissant dans les substances, ne permet pas de supposer, de la part de l'artisan, aucune intention coupable.

Les Romains broyaient leur froment avec des moulins portatifs, et le typhus ne sévissait pas, que je sache, dans leurs armées.

Or, suivant une note insérée dans le *Siècle*, n° du 20 avril 1865, M. Chenu, le médecin principal, dit, dans son rapport sur l'état sanitaire de l'armée de Crimée, que, sur 309,268 hommes envoyés dans cette contrée, il y a eu 20,000 soldats tués ou morts des suites de blessures, et que 74,000 ont succombé aux maladies. Ce rapport a été lu à l'Académie par M. Rayer, médecin de l'Empereur.

Le froid, les fatigues, les aliments altérés ont pu en faire périr un grand nombre ; mais on résiste souvent aux maladies inflammatoires, tandis qu'on échappe difficilement aux fièvres causées par la nourriture moisie, à cause du caractère pernicieux et transmissible qu'elles affectent dès le début: ce qui distingue les maladies cryptogamiques. Lorsque le principe du mal se porte sur les organes esséntiels à la vie, ces fièvres ont même pour conséquence une grande partie des morts subites, et il ne faut pas chercher ailleurs que dans les parasites des conserves la cause de ces grandes calamités. Les farines avariées revenues des magasins de Crimée ont fait périr dans les garnisons françaises, comme à Niort dans le 7e lanciers, beaucoup de militaires ; de même que les salaisons portées à Satonay, près Lyon, ont causé le scorbut à une grande partie des soldats du camp. La viande paraissait à travers les douelles de la plupart des barils : ce qui fait comprendre à quel degré elle a dû se moisir. La soupe, malgré les viandes fraîches qu'on ajoutait au salé, conservait un goût insupportable. Nous avions néanmoins fait connaître, par nos publications, tous les avantages qu'on devait retirer de la précaution d'ouiller, tous les mois, chaque baril avec de l'eau saturée de sel, afin de remédier à l'évaporation spontanée, et surtout pour prévenir la contraction du bois, si pernicieuse pour les viandes en conserve qui prennent l'air. Rien ne doit être ménagé en fait de surveillance à ce sujet. Si quelques fournisseurs, pour tromper l'œil, savent écraser les agglomérations de minots résultant des végétations parasites, il reste l'odeur, avec laquelle on peut aisément se familiariser, bien qu'elle soit moins appréciable que celle des viandes rances.

Un jour, dans une réunion, je reprochai d'une façon familière à la femme d'un boulanger la mort de onze de ses clients, qui avaient succombé à des affections

typhoïdes, en accusant ses farines moisies. Prise à
l'improviste, cette femme n'hésita pas d'en imputer la
responsabilité à la police qui, dit-elle, exige trois mois
d'approvisionnement pour des denrées ayant déjà
quelquefois plusieurs mois de date. On est souvent
obligé, continua-t-elle, de briser avec des maillets les
agglomérations d'une partie de la marchandise pour la
passer au bluteau avant de l'employer, et de soumettre
de nouveau le reste à la meule. Je laisse à penser quelles
ont pu être les conséquences d'un tel état de choses.

Rapportons ici un fait qui eut lieu à Coulonges-sur-
l'Autize (Deux-Sèvres) : notre honorable confrère,
M. Chauvet, vétérinaire distingué de cette ville, ayant
refusé, sous prétexte qu'il sentait le moisi, le pain de
son boulanger, ce dernier lui avoua que, depuis huit
jours, il avait des farines *échauffées*, et qu'il se disposait à les écouler promptement. L'approvisionnement
fut, en effet, entièrement livré à la consommation.
L'imprudent artisan, qui paraissait disposé à pallier le
mal par un mélange de farines fraîchement moulues,
prit sur lui de braver le reproche à ses risques et périls.
Mais la mesure fut impuissante contre l'effet toxique
des plantes vénéneuses, et ce qu'il y a de sûr, c'est
que, suivant la prédiction de M. Chauvet, qui m'en a
adressé l'observation pour qu'elle fût citée dans mes
écrits, le garçon boulanger pétrisseur, âgé de 21 ans,
fort, vigoureux et mangeant beaucoup, tomba promptement malade d'une fièvre typhoïde qui fut suivie de
huit mois de convalescence. Le boulanger lui-même,
ainsi que ses deux filles et vingt clients, ont été atteints
par la même maladie.

Un fait de cette nature se produisit à Sansais (Deux-

Sèvres), dans la famille du sieur Boyer, maréchal. Il nous fut communiqué par M. le docteur Barbette, chevalier de la Légion-d'Honneur, président de la Société de médecine de Niort. Ledit Boyer, en proie, ainsi que sa famille et ses ouvriers, à une affection typhoïde qui avait résisté aux soins des médecins d'alentour, fit venir, d'une distance de 25 kilomètres environ, M. Barbette pour le consulter. Le savant docteur, qui connaissait nos publications, eut l'idée de soupçonner les vivres ; et ayant, en effet, trouvé les grains d'approvisionnement du maréchal chargés de moisissure, il ordonna pour tout remède à ses malades de se procurer du blé exempt de cryptogames, de manger de la viande et de boire du vin. Ce confortable régime fut suivi du prompt rétablissement de tout le personnel.

Les communications de M. Bré, ex-chirurgien en chef de l'hôpital de Lyon, chevalier de la Légion-d'Honneur, suivant sa lettre du 22 février 1851, ne sont pas moins concluantes. Ce sérieux observateur remarqua que les soldats qui avaient mangé du pain provenant de farines moisies par les vapeurs de la mer qui, pendant les gros temps, pénétraient dans les magasins de l'État, étaient en proie au typhus, à la gangrène, aux fièvres et aux diarrhées pernicieuses (1).

Les minotiers qui, pour la vente, ont des voyageurs

---

(1) Plusieurs volumes ne suffiraient pas à enregistrer les faits de cette nature que nous avons nous-même recueillis sur cette grande question. On ne saurait, du reste, par plus de citations, que rendre trop apparent le danger auquel le laisser-aller apporté, chaque jour, dans le choix du logement, dans le transport et l'emploi des farines, expose constamment la vie des citoyens.

et font des amas, causent de grands préjudices à la
société, même dans les années ordinaires, par les parasites qui surgissent accidentellement sur leur marchandise pendant qu'elle vieillit. Combien ne doit-on
pas redouter ces combinaisons, qui tiennent d'un calcul établi sur la hausse ou la baisse !!

Il faut être réservé dans l'approvisionnement des
farines, bien plus difficiles que les graines à préserver
de l'humidité et de l'envahissement des cryptogames
parasites. Cependant le blé contient toujours, à la
température de nos contrées, une proportion d'eau
variant de 5 à 15 pour cent. Ainsi, en exposant à un
foyer de chaleur une bouteille de verre hermétiquement
fermée et contenant du blé, on remarque sur la paroi
intérieure opposée des gouttelettes de vapeur con-
densée dont la quantité est subordonnée à l'état hygro-
métrique du lieu où le blé aurait été recueilli. De là la
nécessité d'établir des ventilateurs dans les greniers et
d'y opérer des remuements réitérés.

Les grains réduits en poudre absorbent l'humidité
au point que leur poids varie en plus d'un demi-cen-
tième ou d'un centième, suivant que le moulin est à vent
ou à eau ; et ce poids augmente encore avec le séjour
au moulin de la farine contenue dans une enveloppe de
toile, ce qu'on peut aisément constater en soumettant
cette denrée à l'expérience de la bouteille. D'ailleurs
une main exercée peut aisément constater l'état hygro-
métrique des farines.

L'emploi de la chaux vive, procédé excellent, recommandé par MM. Petitot et Vilmorin, pour la conservation des graines, est inapplicable aux farines, qu'il

serait nécessaire de sacrifier dès qu'elles sont envahies
par les champignons. Aussi, le boulanger qui refuse de
s'approvisionner en grains devra-t-il au moins se mon
trer très-circonspect et retenu dans ses achats, et mêler,
dans les circonstances critiques, des farines fraîchement moulues avec celles qui seraient moisies.

Quand les blés sont envahis par les cryptogames,
comme cela eut lieu en 1861 et 1862, le public, soumis à cette mauvaise condition de nourriture, est bientôt atteint par le toxique, et le sang des individus se
tache et s'altère insensiblement de manière à faire surgir les épidémies *sous l'influence des perturbations
atmosphériques.*

Ou, si les causes déterminantes sont isolées, il se déclare des affections locales, telles que la pustule mali-
que. Le mal survient-il à la suite d'une piqûre de mou-
che, on l'attribue au venin que le chétif insecte aurait
pris au foyer d'infection et qu'il aurait méchamment
inoculé *avec le bout de sa langue.*

A-t-on préalablement souffert de la piqûre d'une
abeille, l'insecte fructivore retourne l'observateur du
côté de l'idiosyncrasie.

M. Guillon, médecin du Puy-de-Dôme, pour avoir
vu ces maux surgir à la suite de coupures produites
par la serpette de cultivateurs occupés à tailler des vignes atteintes de l'oïdium, n'eut rien de plus pressé que
de proclamer à l'Institut que *la maladie de la vigne
inocule le charbon !* On publia même imprudemment,
sans plus de preuve, une erreur que de fâcheux préjugés ont pu accréditer.

Si la pustule est, comme nous l'avons nous-même

observé, précédée de la piqûre d'une épine ou de celle d'une aiguille à coudre ; d'une lésion produite par un clou au pied du cheval, ou dans les chairs par un éclat de bois ; d'un coup de bec de coq, d'un séton ou d'une opération chirurgicale quelconque ; si, provoquée par la glace, elle surgit aux mains des femmes de lessive (1), ou qu'elle soit amenée par la cautérisation d'une plaie légère due au boutoir d'un maréchal ferrant, les médecins qui ne soupçonnent point l'état d'incubation (bactéries) lèvent, en présence des accidents précités, toute difficulté démonstrative en invoquant pour chacun de ces cas et autres la prédisposition des sujets, ou maintes explications hypothétiques.

Quant au maréchal, ayant été poursuivi pour le coup de boutoir et la brûlure, il fut condamné à payer le cheval et aux dépens : c'est l'histoire de la pie voleuse.

Ainsi, au point de vue des causes et des moyens préservatifs, la médecine, pour éluder nos préceptes, est forcée, en face des mortalités, de se maintenir dans les hypothèses plutôt que de soumettre à une épreuve authentique des principes qui se recommandent par une saine théorie et un bagage de nombreux faits pratiques.

La cause de l'état fâcheux d'un organisme entaché de ce qu'on appelle *bactéries* étant inconnue, on est surpris de voir, dans les hôpitaux et chez les clients de la ville, les maladies et les opérations envahies par des complications plus ou moins pernicieuses.

_____

(1) Six juments ont péri chez Reinier, à Palais, commune d'Aiffre, en 48 heures, d'une fièvre charbonneuse, pour avoir bu de l'eau d'une mare dont on venait de casser la glace.

A Paris, on n'a pas été du tout embarrassé pour l'explication à donner à ces divers phénomènes ; car, à défaut de la proximité de quelque remuement de terrain pour les chemins de fer, d'étangs (1), de démolitions, de rivières ou d'égouts, cas où habituellement les miasmes sont incriminés sans ménagement, on accuse au besoin la *constitution médicale-atmosphérique*, le *génie épidémique*. Ne devrait-on pas dire de même si, dans ces parages, les ouvriers vivent en bonne santé ou non ?

Les *bactéries* sembleraient néanmoins ramener nos adversaires du côté des cryptogames ; mais la recherche de l'origine de ces débris de parasites devient pour eux une difficulté invincible, et ils seront contraints de fusionner avec les éthérogénistes et les panspermistes pour la prendre dans l'air ou dans les ferments. En accusant la nourriture, ils tomberaient dans nos travaux et viendraient appuyer notre système , que nous avons exposé à l'Académie des sciences le 9 octobre 1848 ; la monographie publiée par nous en 1849 ; notre brochure sur les épidémies de 1853 et 1854 ; enfin le manuscrit que le digne et savant secrétaire de l'Institut, M. Flourens, a paraphé, daté et signé 8 jours avant ladite séance, pour nous assurer la priorité des idées cryptogamiques, dans le cas où les circonstances ne nous auraient pas permis d'attendre la réunion de la savante compagnie pour en faire la lecture.

Seize ans se sont déjà écoulés, et, dès cette époque, l'Académie accordait une certaine valeur à nos travaux, en nommant une commission composée de MM. Rayer, Andral et Milne-Edwards.

_____

(1) Qu'on a accusés pour expliquer l'épidémie de St-Cyr en 1862.

Nous croyons sincèrement que , sans les obstacles systématiques, la cryptogamie serait déjà professée dans les écoles, et que, depuis longtemps, cn aurait fait justice des miasmes, usés aujourd'hui, mais invoqués néanmoins comme une vieille idée systématique, pendant que les épidémies et les épizooties continuent impunément leurs ravages.

M. Reynal, professeur à l'école d'Alfort, chercha vainement, même au moyen de la chimie, le principe toxique de la vieille saumure, à la suite de plusieurs empoisonnements causés par cette substance, notamment sur des porcs : ce qui n'empêcha pas l'honorable professeur de signaler, à juste titre, au public comme dangereux l'emploi de ce liquide.

M. Goubeau, attribuant à l'excès de sel les accidents qui avaient provoqué les recherches de son collègue, fut confirmé dans sa croyance par les épreuves auxquelles il soumit ce produit alimentaire, et il proclama aussitôt l'inocuité de la vieille saumure (1), aliment dont les cultivateurs font usage dans beaucoup de localités, comme ils mangent le lard rance sans en suivre comme nous les effets fâcheux.

La saumure vieille, comme la farine, n'est un poison qu'autant qu'elle est moisie. Ainsi, le plus souvent, les charniers sont mal tenus : ou la saumure manque, alors le lard moisit; ou elle est à l'air libre, et il se forme à la surface une couche grasse , d'autant plus épaisse qu'elle est plus ancienne, et où l'on distingue, à la loupe,

(1) Cette erreur, adoptée en principe, sans distinction, par le comité d'hygiène public, a pu encore, depuis, être funeste au civil et à l'armée.

la *saumure ne peut causer d'accidents que par l'excès du sel qu'elle contient* (1) !

C'est ainsi qu'à la société impériale de médecine vétérinaire, où je proposais, à titre d'essai seulement, contre la morve, un moyen vanté par les Italiens et qui m'avait réussi dans trois cas, un savant, ne craignant pas de nuire à l'intérêt qu'on paraissait prendre à une méthode curative dans laquelle je règle la quantité d'eau comme celle des autres aliments, ne trouva rien de mieux que d'exciter l'hilarité en rappelant la mésaventure du cheval d'un parcimonieux Gascon. De sorte que les praticiens, au lieu de compter sur de justes appréciations et des encouragements, redoutent surtout de tels abus d'autorité et se gardent bien de communiquer leurs observations.

Les années 1861 et 1862 n'ont pas été moins fécondes en épizooties qu'en épidémies. Les foins avaient, en effet, supporté les pluies abondantes de 1860, et l'on fut, par la disette de 1861, forcé de recourir aux vieux restes de fourrages, qui se couvrent le plus de moisissures. Cependant, à la guerre, le comité de cavalerie put en préserver les chevaux par l'application de nos préceptes (2), qui sont aujourd'hui classés parmi les moyens hygiéniques, sans plus d'explica-

(1) Conformément aux idées de M. Gouheau, sur lesquelles on reviendra nécessairement, après avoir cumulé les accidents.

(2) Les approvisionnements ont été réduits, et éloignés des murs d'un mètre environ. On a renoncé à employer, dans les derniers mois de l'année, les vieux foins pour recourir au nouveau qu'on réprouvait autrefois; on a arrêté en principe, à la guerre, la suppression des magasins clos pour adopter les hangars et les meules en plein air.

tion. Mais ce qu'il y a de fâcheux dans cette manière occulte de procéder, c'est que, tout en préservant ainsi les chevaux des maladies infectieuses, la manutention de l'homme, qui ignora ces faits, n'eut pas l'idée de traiter les farines suivant les mêmes principes. Elle ne put rien contre la fureur des épidémies, dans les établissements même où par ces raisons les épizooties sont arrêtées. Ainsi, dans la caserne de Niort, une des mieux assainies de France et une de celles où, autrefois, on perdait le plus de chevaux, il n'y a plus d'épizootie, tandis que les épidémies y sévissent fréquemment : voilà des faits dignes de l'attention de tout esprit consciencieux.

Les minotiers peuvent bien ignorer la présence des moisissures ou, par de subtiles manœuvres, les voiler aux yeux des grands prôneurs d'hygiène, et défier leur odorat fort peu exercé à ce point de vue ; mais aujourd'hui, pour les fourrages, il est difficile de surprendre leur expérience et de les tromper, car on distingue fort bien à la loupe ces plantes microscopiques qu'on surveille, surtout depuis que nous avons fait connaître les graves affections qui ont pour cause ces parasites vénéneux.

Nous avons aussi observé *extraordinairement*, à la suite des maladies, de plaies et de nos opérations, des accidents pernicieux analogues à ceux qui, à Paris et en province, ont désolé le corps médical en 1862 et autres années, lorsque les populations avaient le sang taché par une nourriture cryptogamisée, comme cela eut lieu en 1853, 1854, etc., etc.

A Niort, dans l'importante maison de roulage de

M. Monteuil, où depuis 30 ans il ne s'était présenté
aucun cas de maladie infectieuse, quatre chevaux devinrent spontanément morveux ou farcineux. Le charbon se déclara sur une jument, par suite de l'application d'un séton ; les plaies d'une bête qui d'habitude
se blessait en ruant se compliquèrent, cette année,
de lividités rebelles. La fourbure eut aussi ses phases
de désordre pernicieux, et une jument déformée dans
sa croupe, depuis quatre ans, pour cause de fracture du
coxal, a succombé à des complications érysipélateuses
de la partie blessée. Enfin une autre jument, fortement
contusionnée par la chute d'une voiture chargée, fut,
pendant sa convalescence, prise d'une maladie typhoïde
charbonneuse qui l'a enlevée.

La présence de champignons sur les fourrages de la
maison Monteuil était si palpable, qu'il nous fut aisé
de constater que les urédinées, comparées avec les byssoïdes, y figuraient pour les dix-sept vingtièmes.

De même, la jument de Mme Vauguion, qui, depuis
12 ans, n'avait jamais été malade, ayant consommé, en
1862, des fourrages dans les mêmes conditions que
ceux de M. Monteuil, eut une affection hémiplégique,
dont elle guérit après deux mois de traitement (1); mais
dans la convalescence il lui survint à la couronne une
pustule charbonneuse, comme on en a remarqué
sur l'homme, sous la forme érysipélateuse. Cet incident
nécessita l'ablation des parties vives externes du sabot

----

(1) Cette observation, jointe à d'autres, peut être opposée à l'hé-
miplégie typhoïde qui régna naguère à Paris et qu'on attribua à
des efforts, contre les avis des praticiens.

gauche de derrière. La bête s'est parfaitement rétablie et continue à se bien porter.

Citons encore, entre cinquante, un autre fait majeur de cette nature : nos domestiques ayant, par négligence, laissé moisir à l'air trois mille de pulpes de betteraves avant de les mettre dans les silos, le parasite y pullula si bien, que trente brebis pleines qui en mangèrent furent atteintes du typhus. Quinze mères périrent avec leurs agneaux, et la convalescence du reste du troupeau a été longue.

L'épizootie de fièvres typhoïdes, qui sévit en même temps d'une manière grave dans notre clientèle rurale, respecta les maisons de MM. Bré, maire de Magné (1) ; Rousseau, ex-maire de Bessine ; Ribreau, de Saint-Liguaire ; Faucher, de Mougon, tous propriétaires-cultivateurs qui voyaient ordinairement leurs écuries envahies par des maladies de cette nature. Mais ils avaient, depuis quinze ans, comme à la guerre, soin de mettre, suivant nos préceptes, leurs fourrages dans des conditions qui rendent les moisissures impossibles.

Pendant ces deux années, les épizooties infectieuses sont restées, comme toujours, inconnues dans les marais du Petit-Poitou, ainsi que dans les vastes marais du littoral entre l'embouchure de la Loire et celle de la Charente, comme elles sont, du reste, impossibles dans tous les lieux où les animaux vivent continuellement au pacage en liberté (2).

(1) M. Bré, dont la famille fut aussi victime des fournitures d'un boulanger, nous a remis une note analogue à celle de M. Chauvet.

(2) Nous avons constaté, sur les lieux, que les épizooties qui

De même, les hommes nourris de châtaignes ou de farines fraîchement moulues, de pommes de terre, de manioc, bien qu'affranchis des suggestions de l'hygiène, sont restés inaccessibles aux coups des épidémies (1).

Voilà, je pense, bien des raisons de croire qu'il y a lieu d'examiner sérieusement la question de savoir si les maladies infectieuses sont dues aux *miasmes*, **aux** *aliments altérés* ou aux *moisissures* (2).

causent tant de sinistres dans les pacages, sur les monts d'Auvergne, sont le fait des fourrages moisis que les animaux mangent dans les étables pendant l'hivernage, et dont ils portent le germe à l'état d'incubation. Les prôneurs des miasmes, qui en voient partout, n'ont pas de grands succès sur les montagnes.

(1) Dès que les noirs ont été rendus à la liberté dans les colonies, et qu'ils se sont nourris de pain, ils sont devenus, comme les Européens, sujets à la fièvre jaune.

(2) Tel grand prêtre se croit obligé d'obscurcir la lumière qui tend à faire ressortir la base erronée de son culte.

DU VIRUS MYCOGÈNE.

Dans le mémoire que nous avons lu à l'Académie le 9 octobre 1848, il est dit, à l'article contagion (1), que la substance des cryptogames ingérés circule dans le sang, et que ces végétaux, suivant leur nature et la constitution plus ou moins énergique des sujets, déterminent des maladies *internes* ou *externes*. Pour les premières, tels que les typhus, les varioles, le charbon, etc., qui sont le fait des *urédinées*, ces plantes microscopiques, douées d'un principe septique et volatil, altèrent l'organisme, en se combinant avec la substance des sujets pour former un virus susceptible de se propager à distance par atome générateur, en se dirigeant par les voies respiratoires. Pour les secondes, que causent les *byssoïdes*, ces corps étrangers, associés au principe du sujet, sont, par la circulation, portés à la peau, dont ils déchirent l'épiderme; ils s'y implantent, y végètent et s'y multiplient. Mais le virus ici est fixe et ne peut se transmettre que par transplantation : cela tient à la nature moins subtile du principe cryptogamique (2) de telle ou telle espèce.

Dans l'un et l'autre cas, je le répète, le capricieux

(1) *Voir* dans notre ouvrage, pages 395 et suivantes.

(2) Nous distinguerons ce *virus* à variété volatile ou fixe par l'appellation *mycogène*, comme reproduisant nos affections cryptogamiques : de μυκης et de γενναω.

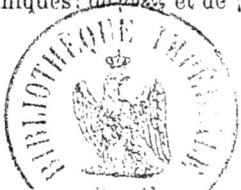

parasite sévit ou est éliminé suivant les dispositions de l'économie animale. Citons de suite un fait à l'appui de l'élimination et de la cause du lait bleu : le sieur Moreau, cultivateur à Saint-Symphorien, m'ayant exposé que la crème de l'une de ses deux vaches était bleue, tandis que celle de l'autre était de couleur ordinaire, je lui fis regarder, chez lui, ces produits à travers une loupe puissante. Cet homme me dit aussitôt que l'une et l'autre lui semblaient *véries* (moisies) ; c'est son expression. J'y reconnus, en effet, des *urédo* bleus et des *byssus* jaunes. Moreau cessa de mettre son lait dans un placard chaud et clos, pour l'exposer, à l'avenir, conformément à mon avis, à des courants d'air. Le phénomène ne se reproduisit plus.

Ces deux vaches étaient néanmoins nourries d'un même foin, bon en apparence, mais sur lequel on distinguait, à la loupe, plusieurs sortes de champignons où figuraient fort bien ces deux genres (1).

La question cryptogamique était trop neuve en 1848 pour que l'attention du monde médical se fixât sérieusement sur *une idée mère* soulevant le voile qui couvre l'origine de ces affections ; mais elle a fait depuis de grands progrès. En effet, des hommes éminents en théorie, ne pouvant nous suivre dans la pratique, ont fait dans le sang des victimes de la cryptogamie, à l'aide du microscope, de minutieuses recherches, et ils ont aperçu, parmi des animalcules, des corpuscules inanimés qu'ils ont distraits des premiers, pour les classer, comme des productions cryptogamiques, dans le règne végétal,

(1) Telle est la solution du problème du lait bleu

les *bactéries*. Mais, au lieu de s'en rapporter à notre vieille expérience, et de les attribuer à l'introduction de champignons parasites par les aliments, ils ont fait fausse route pour ne pas prendre pour guide la *monographie* de 500 pages que nous avons publiée sur ce sujet en 1848, et qui leur eût fait connaître, avec la *cause*, les *moyens préservatifs*. Ils aimèrent mieux les hypothèses : ainsi, les uns font sortir les bactéries des ferments qui produiraient des corpuscules cryptogamiques par engendrement, et admettent autant de ferments que de variétés de cryptogames : on ne saurait être plus fécond. D'autres supposent que les bactéries sortent des corpuscules qui nagent dans l'atmosphère, et qu'ils sont introduits par les voies respiratoires.

Sans nous arrêter à la prétendue génération spontanée, nous démontrerons, comme nous l'avons annoncé, que les cryptogames se régénèrent dans l'économie par atome impalpable.

Rapportons ici des particularités d'expériences ayant trait à la subtilité aériforme du principe générateur, souvent septique, des champignons, et à la nature du virus contagifère. Nous produirons ensuite des observations comparatives sur la cryptogamie des animaux et celle des végétaux.

Des moisissures d'une teinte rouge ayant envahi des lots de pain contenant une proportion de farine de maïs, il se manifesta dans le public des inquiétudes qui portèrent l'autorité à confisquer ce pain et à ordonner qu'il fût enfoui à une certaine profondeur. Mais, après la décomposition, la vapeur aériforme

du champignon (*botritis auranticarum*) traversant
la terre, surgit à la surface et y fit naître le parasite
qui s'y multiplia.

Ce phénomène parut étrange; nous-même, pour
vérifier s'il n'était point dû à quelques sporules
échappées, sur les lieux, aux mesures hygiéniques,
nous fîmes déposer dans une fosse, creusée à cet effet,
du pain que nous avions laissé préalablement moisir (1).
On couvrit le tout soigneusement avec une couche de
terre d'une autre localité, et épaisse de 40 centimètres.
Le *botritis* vint, avec les mêmes conditions que dans le
premier cas, germer et se développer à la surface sous
des cloches, bien que le sol eût été préalablement
tassé. L'*uredo segetum* ne reparut pas (2). Cette
terre ainsi couverte de moisissures rouges ayant été
recueillie avec celle de la fosse, le tout fut déposé, à
une distance de plusieurs kilomètres, comme engrais,
dans un sillon où nous fîmes semer du froment et du
maïs. Les racines de ces végétaux ayant humé les dé-
tritus des champignons, une grande partie des épis
furent attaqués par les deux parasites, qui s'attachèrent
chacun exclusivement au végétal de son choix habituel.

Ces faits sont évidemment des plus saisissants; ils
nous conduisent à la composition du virus contagifère
des maladies cryptogamiques, et ils éclairent définitivement cette vaste question. En effet, le phénomène
de la vapeur cryptogamique, entraînée par les produits

(1) Ce pain se composait de farine de maïs moisie (*botritis auranticarum*) et de farine de froment moisie (*uredo segetum*).
(2) Les champignons ont chacun leurs mœurs souterraines.

de la décomposition du pain à travers un sol compacte, pour venir régénérer les cryptogames à la surface où ils se multiplient, n'admet le passage d'aucune sporule ; bien plus , il nous montre dans cette vapeur constituante du végétal (fumet) (1), une substance génératrice représentant une sorte de bouture en miniature ; ce qui nous décèle un merveilleux secret de la création , une source occulte de destruction à côté des moyens infinis de la reproduction.

Ne reconnaissons-nous pas notre vapeur cryptogamique dans le principe contagifère s'échappant, à travers la terre, de fosses renfermant les cadavres de sujets pestiférés ayant succombé à des maladies cryptogamiques, telles que *charbon*, *typhus*, *clavelée*, etc., pour inoculer, par les voies respiratoires, tant que ces débris se prêtent suffisamment à l'évaporation, la maladie à d'autres sujets qui auraient flairé ces fosses ? Mais ici notre vapeur germinatrice se trouve évidemment agrégée à une vapeur analogue du sujet (fumet) (2), pour inoculer le mal aux êtres de la même espèce , sans avoir, d'inspiration, aucune action sur ceux de toute autre espèce : phénomène tenant des mœurs des champignons, qui choisissent tel ou tel terrain, comme nous venons de le voir, et comme le constatent les naturalistes.

Ne retrouvons-nous pas ces mœurs portées à un degré de perfectibilité extrême dans la truffe, qui s'at-

(1) Atmosphère propre à chaque plante , permettant aux herbivores de repousser celles qui ne leur conviennent pas.

(2) Atmosphère individuelle qui permet aux barbets et aux limiers de marcher, sans équivoque, à la recherche de leur maître ou à celle du gibier.

tache avec constance à la racine du chêne où à celle
du hêtre ; dans le cas des *mélanoses* (uredo), adoptant
exclusivement les chevaux blancs et les hommes
blonds ; dans le cas de la *morve*, mal qui se fixe obstinément aux parties gauches des voies respiratoires ; dans
le cas du crapaud, qui n'affecte que les pieds ; dans la
maladie de la vigne, où le champignon attaque de préférence celles qui sont élevées sur tige ?

Plusieurs espèces de cryptogames, dans la maladie
de la teigne, s'implantent invariablement sur la tête ;
d'autres, pour la lèpre, attaquent de la même manière
le corps ; et tous ici paraissent semblablement dédaigner les mains, avec lesquelles ils sont pourtant fréquemment en contact.

On observe, en pratique, une infinité de caprices
de ce genre, inexplicables et propres à ce *mundus
invisibilis*, et qu'on retrouve dans les grands champignons. Ainsi, les mousserons surgissent en décrivant
des courbes dans les prés ; il y a des dartres qui affectent la même configuration (1).

En considérant l'admirable système d'Hippocrate à
l'égard des épidémies, on sent combien ce grand homme
s'est torturé l'esprit pour en chercher *les causes*, qu'il
ne pouvait saisir.

Par exemple, lorsqu'à la suite d'un vent du nord-
ouest et de pluies froides, il se déclare quelque épidémie
grave, le médecin de Cos savait bien que les suppres-
sions de transpiration occasionnent des maladies in-

---

(1) La comparaison de notre système cryptogamique avec celui
des miasmes rend évidente son extrême fécondité.

flammatoires ; mais il y voyait autre chose qu'une inflammation et ses suites.

Dans une angine gangréneuse de vingt-quatre heures, dans une suette miliaire, dans le croup, dans les morts subites suivies de putréfaction instantanée , il pensa que le vent n'apportait pas du froid seulement , mais qu'il mêlait à l'air un principe pernicieux. Quel était-il ? Tout prouve qu'il le chercha longtemps ; or, comme il ne put le découvrir, et qu'il supposait *une cause grave quelconque* dans les intempéries, il la désigna sous le nom de *génie épidémique*. Là , j'arrête ma plume , autant par admiration que par respect ; car Hippocrate a établi sur une telle base un travail si ingénieux et tellement circonstancié, que, depuis vingt-deux siècles, il a, malgré sa stérilité, triomphé de tous les systèmes établis, et qu'il a partout dominé.

Mais cette admirable et puissante erreur est à jamais sapée jusque dans ses bases par nos découvertes, qui produisent les champignons microscopiques comme cause unique des épidémies et des épizooties désorganisatrices (gangréneuses). Cette cause, que le vaste esprit d'Hippocrate n'avait pu saisir, a été néanmoins indirectement désignée lorsque ce grand homme créa son *génie épidémique* (1) ; en effet, la subtilité des cryptogames et leur marche mystérieuse sembleraient assez s'accorder avec l'idée que les anciens attachaient à leurs génies.

La vapeur germinatrice , en nous conduisant à la solution du problème de la composition du virus contagi-

_____

(1) Pour le *virus mycogène*.

fère de nos maladies cryptogamiques, transmissibles
par principe volatil, et de nos végétations dermoïdes,
transmissibles par transplantation, nous révèle la solution de problèmes de la plus haute importance, tels
que la rapidité de la translation du principe morbide
dans l'économie animale par la circulation, soit spontanément, soit par transmission (comme dans les végétaux);
des ravages septiques à l'intérieur, déterminant les
maladies typhoïdes, le charbon, etc., ou l'évacuation
du principe morbide par les pores.

Cette vapeur génératrice, particulière à ce genre de
plantes, et qui n'est certainement pas plus visible dans
l'air au reflet des rayons solaires, qu'elle ne l'est au
microscope, n'explique-t-elle pas la prétendue germi-
nation spontanée ? et, pénétrant partout avec l'air, ne
peut-elle pas, par sa subtilité même, arriver, avec la
rapidité de l'éclair, dans les régions élevées, ou s'é-
chapper du corps par l'expiration comme par les
pores, pour pénétrer dans les célèbres balons des éthérogénistes et des panspermistes, lors de la rupture des
tubulures obstruées.

Si les principes constituants du virus contagifère des
maladies cryptogamiques peuvent rester plusieurs
années agrégées sans s'altérer, lorsqu'ils sont à l'abri
du contact de l'air, entre deux verres ou dans du mucus
desséché, nous avons constaté, au contraire, qu'ils se
séparent très-rapidement, à l'air libre, par l'altération
de la partie animale.

Ce fait explique le *peu d'étendue* de l'atmosphère
contagieuse enveloppant le moribond, comparativement à l'étendue de celle concernant les maladies in-

fectieuses des végétaux, lesquelles sont portées au loin sans le déplacement des sujets infectés, parce qu'ici le principe contagifère étant essentiellement végétal, il est en même temps moins susceptible de s'altérer à l'air. La sécheresse et les grands froids en entravent néanmoins la fécondité, que favorisent, au contraire, les jours tempérés et humides.

Le peu d'étendue de l'atmosphère contagieuse des épidémies et des épizooties, même les plus vagabondes, fait comprendre la facilité avec laquelle l'homme peut se préserver, lui et les animaux, de l'infection par le moindre isolement, et il nous démontre pourquoi ces maux ne peuvent sortir du lieu de leur naissance que par les voyages et les relations des individus infectés ou porteurs du mal à l'état d'incubation ou de convalescence.

Quoique ces faits soient acquis pour nous par les observations réitérées que nous avons faites sur les maladies indigènes des hommes et des bestiaux, nous avons voulu mettre le comble à une conviction déjà complète, en suivant dans le pays la marche des maladies exotiques, qui, là, ne peuvent faire naître aucune idée de développement spontané.

Nous avons suivi en 1830 et 1848 le choléra, originaire de l'Inde, comme la fièvre jaune est particulière à l'Amérique, comme le typhus contagieux des bêtes bovines appartient aux steppes de la Russie méridionale et de la Hongrie.

Ainsi, un militaire parti de Brest, où sévissait le choléra asiatique, fut pris du fléau en arrivant chez lui, à St-Sauveur-de-Nuallié (Vendée), localité où cette maladie était inconnue, et il en périt immédiatement. Le frère, la famille et les amis furent successivement atteints, et le mal parvint de ce foyer d'infection à la ville, aux alentours et jusque dans les marais des Deux-Sèvres et de la Vendée.

Un cordonnier ambulant, venu de Nuallié à la Garette, commune de Coulon (Deux-Sèvres), introduisit le fléau dans la contrée, et de là à Benet, puis à Laisson (Vendée). Un scieur de long le porta de la Garette à Prahecq, où il devint aussi un foyer d'infection, bien que cet homme ne succombât pas à la maladie. Un autre, venu aussi de la Garette, le communiqua à Niort, rue du Four, en même temps qu'un nommé Barbanneau l'apportait dans la rue d'Echiré, de Paris où il était allé voir son fils en proie à ce même mal.

De ces deux points il se répandit dans toute la ville, par les parents, les amis, les gardes-malades. On comprend combien il était important de s'occuper des moyens d'établir des courants d'air dans les chambres et autour des malades, pour prévenir la concentration du virus contagifère dans l'air des habitations.

La femme Bailly, de la rue des Trois-Coignaux, étant morte de cette maladie, sa sœur, qu'on avait appelée de Bioux pour la secourir, fut prise dès son retour chez elle, et devint *un foyer d'infection*.

La femme Bouchet fut soignée par sa mère et une nommée Boutet. Ces dernières, ayant elles-mêmes succombé, propagèrent, chacune dans son quartier, une plaie si funeste. On eût pu, avec de l'attention, suivre de cette manière la maladie dans tous les lieux qu'elle a parcourus, et faire dès lors bonne justice des théories erronées qui furent inventées à cet égard.

Le choléra a mis, en 1830, par les relations commerciales surtout, 17 ans pour arriver en France, tandis qu'il n'en mit que cinq pour y venir en 1848. Il y a eu sans doute, à cette dernière époque, plus de rapidité dans les affaires du commerce.

Ce que nous venons d'observer pour les maladies exotiques de l'homme se remarque pour les affections vagabondes des animaux, quand ces derniers sont mis en marche ; autrement rien dans l'atmosphère ne peut, au loin, porter la contagion, à moins que ce ne soit des objets infectés.

Ainsi le typhus contagieux des bêtes bovines, dont le berceau est, comme nous l'avons dit, dans les steppes de la Russie méridionale et de la Hongrie, n'est jamais venu en France ou en Italie qu'à la suite de guerres que l'un ou l'autre de ces deux pays a soutenues contre les puissances du Nord, qui l'ont apporté dans leurs parcs d'approvisionnement par les bœufs pris au foyer du mal.

C'est ainsi que ce fléau a envahi la France, où il a moissonné des millions de bêtes en 1793 et 1815; et ce n'est pas autrement que l'Italie a supporté cette peste, à la suite de la dernière guerre que nous avons eue avec les Autrichiens dans ce royaume.

Le regrettable M. Renaud, inspecteur des écoles vétérinaires, attribuait aux fatigues des voyages ce mal, qu'il croyait particulier à la nature des bœufs des États ci-dessus dénommés.

Mais pourquoi nos bœufs, transportés dans les

steppes de la Russie, ne contracteraient-ils pas le typhus spontanément par la nourriture cryptogamisée de ces contrées, comme les bœufs mêmes du pays, quand nous voyons les Européens transportés dans l'Inde, dans l'Amérique, en Orient, y contracter spontanément le choléra, la fièvre jaune, la peste, qui sont autant de typhus?

Nous n'avons donc qu'à chercher dans la nourriture des bœufs de ces Etats, pour y trouver la cause, et partant les moyens préservatifs de ce typhus vagabond.

Il en serait évidemment de même de la recherche de la cause et des moyens préservatifs du choléra, de la fièvre jaune et de la peste, dans la nourriture des habitants des régions où surgissent ces funestes maux. Les moyens seraient si simples pour arriver à l'accomplissement de propositions offrant tant de sécurité pour les relations internationales et pour les armées, que l'on conçoit difficilement que les préjugés aient assez d'empire sur certains esprits pour les dominer encore en présence de perspectives si heureuses; et nous nous plaisons à rappeler ici, à propos, ce qu'écrivait en janvier 1854 M. Sanson pour blâmer, à ce sujet, l'indifférence des sommités scientifiques :

« On a peine à s'expliquer, disait-il dans la feuille de » Toulouse, qu'on hésite un seul instant à accorder à » M. Plasse les expériences qu'il demande, du moment » surtout qu'il ne s'agit de faire aucune dépense ; car, » enfin, ou M. Plasse a raison, ou il a tort ; s'il a rai- » son, de quel résultat profitable pour l'agriculture, pour » l'armée et le civil, le triomphe de ses idées ne serait-il » pas suivi ! En vérité, quand on songe aux sommes

» énormes qui ont été fournies à la commission de la pé-
» ripneumonie, pour aboutir à quoi?... à la nécessité
» de nouvelles sommes et de nouvelles recherches... »

« La doctrine de M. Plasse ne peut être jugée que
» par l'expérimentation; et quelque peu de poids que,
» dans cette occasion, puisse avoir notre voix, nous
» considérons comme un devoir de l'élever pour que
» satisfaction lui soit donnée à ce sujet. Il ne s'agit pas,
» en effet, d'éclairer un point de la science peu impor-
» tant pour la société en général, et capable de satis-
» faire la curiosité de quelque savant. Il y va d'un
» intérêt capital, d'une question dont la solution est
» digne, à tous égard, de l'attention du monde savant
» tout entier, et qui intéresse d'une façon directe l'hu-
» manité en général. Et cependant le silence s'est fait
» autour des idées de M. Plasse, comme s'il n'y avait
» eu là qu'une de ces manifestations saugrenues de ces
» esprits malades, comme s'il n'avait été question que
» d'une élucubration de rêveur. »

« Cela peut paraître inexplicable en présence de la
» valeur réelle de l'idée et de la conviction solide qu'in-
» dique l'attitude de l'auteur. »

« Nous n'en pensons pas moins qu'au point de vue
» pratique les doctrines de M. Plasse méritent d'être
» examinées sérieusement. »

« Nous n'accordons en général à la forme qu'une
» attention secondaire; mais, ici, nous sommes dans
» l'obligation de nous en occuper, précisément pour
» expliquer à nos lecteurs et à l'auteur lui-même
» comment il s'est fait que la critique ait pu garder le
» silence sur ces travaux. »

« Nous aurions voulu entrer, à cet égard, dans quel-
» ques détails, et citer entre autres choses la *dédicace* et
» *quelque passage de l'avant-propos,* dans lequel l'au-
» teur fait comme son autobiographie. Dans la crainte
» de paraître trop sévère et de blesser trop directement
» l'amour-propre d'auteur, j'arrête ma plume. »

M. Sanson, certes, dans son dévoûment ostensible
au bien général, ne devait point laisser une question
capitale, que commande si expressément l'intérêt de
l'humanité et de la science, pour s'occuper de l'auteur.
Si sa plume, non moins consciencieuse qu'indépen-
dante, eût pu s'arrêter à cette pensée, d'ailleurs très-
secondaire, j'aime à croire qu'au lieu de trouver dans
la *dédicace* et *quelque passage de l'avant-propos* des
indices d'une futile vanité, elle n'y eût surpris que des
mouvements d'exaltation inspirés par une résistance paraissant sacrifier les douleurs publiques, et qui ne sauraient être appréciés que par un esprit souverainement
convaincu. Elle n'eût pas manqué, au contraire, de consacrer quelques lignes à l'adresse du désintéressement
notable avec lequel nos idées et toutes nos découvertes
sont entrées dans le domaine de la publicité.

C'est donc sans réserve que je m'associe moi-
même à ses louables intentions, pour déplorer l'indifférence à jamais regrettable des savants à ce point de
vue. Car, depuis dix-sept ans, que de malheurs leur
influence n'eût pas manqué de conjurer, en présence
du nombre incalculable de citoyens de toutes classes
qui furent successivement victimes de la fureur des
épidémies, et des pertes précieuses causées à l'armée,
au commerce et à l'agriculture par les ravages, moins

funestes néanmoins, à vrai dire, des trop fréquentes épizooties.

Il est enfin hors de doute que, si en Crimée on eût, suivant nos préceptes, confectionné sur les lieux mêmes les farines destinées à l'alimentation de l'armée (1), au lieu de confier à des spéculateurs la fourniture de denrées d'une nécessité si expresse, les trois quarts au moins des 74 mille Français moissonnés par les fièvres pernicieuses seraient encore vivants et prêts à consacrer à la patrie et à l'Empereur les services qu'on pouvait attendre encore de leur jeunesse et de leur valeur. Sans cette protection irrécusable dont la Providence semble entourer les hardis et glorieux des · seins du génie qui préside aux destinées de la France, qui sait si l'éclat de l'honneur national n'eût point pâli en face de désastres si grands! ! Car on peut sans exagération admettre que les deux tiers des malades ont dû leur salut aux soins multipliés des médecins, à ceux des infirmiers et de ces saintes femmes dont l'abnéga-

(1) Les grains, dans les transports sur mer, se moisissent moins que les farines, dont la susceptibilité est extrême, quand on n'a pas, comme nous le recommandons, page 65 de notre ouvrage, le soin de les renfermer fraîchement moulues dans des tonneaux scellés de manière à les préserver du contact de l'air.

Dans la campagne d'Italie, malgré les chaleurs excessives, nos soldats ont dû moins souffrir des maladies pernicieuses, parce que d'abord la guerre contre la Russie avait épuisé nos magasins d'approvisionnement, et qu'ainsi il ne restait plus de ces vieilles denrées avariées, telles que farines, salaisons, biscuits. D'ailleurs notre armée, dans cette expédition, vécut, en grande partie, de produits des pays alliés, condition sans laquelle les Alexandre, les César, les Napoléon Ier eussent été promptement arrêtés par les épidémies dans le cours de leurs mémorables conquêtes.

tion a été sans limite. La renommée, du reste, publia que le dévoûment fut partout au-dessus des plus dignes éloges. On est ainsi amené à reconnaître que deux cent mille hommes au moins de notre armée d'Orient furent atteints par les épidémies.

La vétérinaire aura, certes, des droits à la reconnaissance publique, pour les enseignements féconds qu'elle apporte à la médecine.

Les hommes appelés à propager la science ne seront point inactifs en face de principes qui, après bien des discussions orageuses, mettent un terme à leur division concernant les maladies typhoïdes, le charbon, le sang de rate, les varioles, la contagion, etc.....

N'attendons pas que, par des travaux de cabinet, on nous dérobe une question qui, déjà, n'a échappé aux éthérogénistes micrographes que parce que, dans leur ambitieuse tentative, ils devaient, pour réussir, passer par nos domaines.

Notre doctrine cryptogamique se résume en 30 aphorismes.

DOCTRINE CRYPTOGAMIQUE RÉSUMÉE EN 30 APHORISMES.

DE L'ÉTHÉROGÉNIE ET DE LA PANSPERMIE.

1er *Aphorisme.*

La cause unique du développement spontané des épizooties et des épidémies, transmissibles par principe volatil et par transplantation, se trouve exclusivement dans la nourriture composée de denrées envahies par les cryptogames parasites vénéneux *(moisissures).*

2e *Aphorisme.*

Les autres influences, quelles qu'elles soient, ne peuvent intervenir que d'une manière indirecte et déterminante dans la manifestation de ces maladies.

3e *Aphorisme.*

Ces maux ne peuvent surgir spontanément que dans les contrées où l'homme réunit des denrées en approvisionnement.

4e *Aphorisme.*

Le moyen d'éviter le développement spontané de ces fléaux dévastateurs consiste à préserver les denrées en conserve de l'envahissement des cryptogames parasites (*moisissures*).

5ᵉ *Aphorisme.*

La vapeur qui s'exhale de la décomposition des cryptogames microscopiques jouit *exceptionnellement* de la propriété régénératrice (1).

6ᵉ *Aphorisme.*

La vapeur constitutive du cryptogame parasite déjà naturellement animalisée acquiert dans l'économie , en s'associant avec la vapeur constitutive du moribond, un surcroît de vitalité qui l'identifie, pour ainsi dire, avec l'organisme, et constitue le *principe contagifère.*

7ᵉ *Aphorisme.*

Ces deux principes, qui restent unis à l'abri du contact de l'air (2), se séparent promptement à l'air libre, et l'étendue de l'atmosphère infectieuse autour des sujets malades est ainsi limitée.

8ᶜ *Aphorisme.*

Le principe contagifère libre inocule le mal *exclu-*

---

(1) *Voir* page 393 de notre ouvrage.
(2) Ce qui explique la réapparition de la peste à l'ouverture de l'enveloppe d'une momie égyptienne , ainsi que celle du *raphanus raphanistrum* lors de la démolition des murs d'un vieux château.

sivement par les voies respiratoires ; il n'a de prise en général que sur des sujets de la même espèce.

9ᵉ *Aphorisme.*

Le principe contagifère contenu dans les liquides permet, en général, d'inoculer le mal aux espèces indistinctement ; d'où l'on peut substituer une variole bénigne à une variole pernicieuse (1).

10ᵉ *Aphorisme.*

La bénignité des typhus des zones tempérées et la faiblesse de transmission volatile leur ont valu le nom de typhoïdes.

11ᵉ *Aphorisme.*

La malignité des typhus des zones tropicales et la rapidité de transmission volatile leur ont valu le surnom de vagabonds.

12ᵉ *Aphorisme.*

Le virus contagifère étant foncièrement de même nature dans toutes les épidémies et les épizooties infectieuses, il faut en attribuer la forme et l'intensité aux espèces et aux variétés des parasites qui, comme leur principe septique, subissent l'influence géologique et

(1) On doit au hasard et non à des recherches la découverte des effets de la vaccine contre la variole de l'homme.

climatérique du globe, ainsi que les produits des poisons et des plantes odoriférantes.

13e Aphorisme.

Lorsque le principe septique passe dans le sang, et qu'il l'altère, s'il n'en est pas éliminé ou s'il ne foudroie le sujet, il détermine les maladies infectieuses internes, plus ou moins transmissibles par principe volatil.

14e Aphorisme.

Lorsque, porté de l'intérieur à la surface, le principe morbide soulève les tissus et rompt l'épiderme pour s'installer à la peau et y végéter en parasite plus ou moins rongeur, il constitue les maladies externes de l'ordre des herpès, des ulcères rongeurs et de toutes les affections végétatives transmissibles par transplantation.

15e Aphorisme.

Lorsque la réaction vitale est naturellement assez énergique, ou qu'elle acquiert par les bienfaits d'une nourriture substantielle une puissance suffisante, elle peut lutter avec avantage contre le principe toxique et contre le virus contagifère.

16e Aphorisme.

Les sujets convalescents ou porteurs du mal à l'état d'incubation peuvent, en triomphant même de cette situation, communiquer le mal et causer la mort.

17e *Aphorisme.*

La substance cryptogamique simple, répandue dans l'air, n'a pas plus que les spores eux-mêmes de prise sur les animaux, et elle ne peut, par nulle voie, faire naître les maladies qui nous occupent.

18e *Aphorisme.*

Le cryptogame toxique, après avoir été soumis à la cuisson du pain, à l'art culinaire et à toutes les manutentions usuelles, conserve encore sa propriété septique et peut se reproduire par atome à l'état de vapeur.

19e *Aphorisme.*

La loi qui porte les cryptogames parasites à s'attacher aux végétaux vivants de leur choix, cesse son effet après la mort de ces végétaux, et les conserves négligées deviennent, en cadavres, un terrain commun à une foule de parasites. De là la difficulté de reconnaître le cryptogame particulier à telle ou telle maladie.

20e *Aphorisme.*

Les produits de la décomposition des substances végétales (effluves), répandus dans l'air, sont impuissants, dans l'espèce, comme les gaz qui s'échappent de la terre.

21e Aphorisme.

Les miasmes (altération de l'air) (1) et les produits de la décomposition des cadavres d'animaux (putréfaction) ne peuvent causer les maladies infectieuses que lorsque, pendant la vie, les sujets dont ils émanent étaient porteurs du mal ou que la maladie s'y trouvait à l'état d'incubation.

22e Aphorisme.

Les maladies infectieuses externes végétatives, transmissibles par transplantation, sont dues particulièrement aux moisissures (byssoïdes) ingérées avec les aliments.

23e Aphorisme.

Les maladiés infectieuses internes plus ou moins transmissibles par principe volatil sont particulièrement le fait des rouilles (urédinées) ingérées avec les aliments.

24e Aphorisme.

Les conserves animales se moisissent (rancissent) comme les substances végétales, et, dans cet état, elles causent aussi des maladies infectieuses d'un ordre particulier.

(1) Mélange d'air et de gaz délétères.

25e Aphorisme.

Les conserves animales sèches, quoique bien préparées, ne peuvent se conserver qu'à l'air libre et à l'abri de l'humidité.

26e Aphorisme.

Les préparations animales avec saumure ne peuvent se conserver que lorsqu'elles sont préservées du contact de l'air. (1)

27e Aphorisme.

Les cryptogames qui surgissent sur les conserves avec saumure sont généralement de l'ordre des algues, et aussi apparentes à la surface de ce liquide que celles qu'on remarque sur les eaux croupissantes en plein air (1).

28e Aphorisme.

Les algues croissant sur la saumure et sur les viandes des charniers, étant ingérées, sont la seule cause de la scrofule et du scorbut.

29e Aphorisme.

Ces affections sévissent particulièrement sur les su-

(1) Suivant les pratiques usuelles, abstraction faite du vide.

jets jeunes et vigoureux, parce que, dans un âge avancé,
on consomme moins d'aliments, et, dans ce cas, moins
de principe septique.

30ᵉ Aphorisme.

Le principe contagifère des maladies cryptogamiques des végétaux, n'étant pas agrégé à une substance animale, se conserve plus de temps à l'air libre,
et cette circonstance étend considérablement l'atmosphère infectieuse autour des sujets malades : d'où ce
principe peut être porté par l'air à de grandes distances
sans le déplacement du sujet infecté (1).

(1) Cette série de maximes substantielles, que nous opposons
aux aphorismes aériens du père de la médecine, nous furent in-
spirées par le désir de présenter derechef, dans un cadre resserré,
les heureux fruits d'une pratique longue et laborieuse. Nos puissants adversaires étaient, en effet, parvenus à discréditer, même
aux yeux de l'administration supérieure, de salutaires idées, au
point que, sous un gouvernement paternel et encourageant, nos
officieuses communications demeurent, depuis longtemps, sans
réponse.

Le passé n'est d'aucun enseignement pour les obstacles que rencontrent les grandes découvertes scientifiques.

On doit, sans contredit, compter au nombre des plus importantes découvertes dues au microscope la révélation, dans les substances en fermentation, de tout un monde de petits êtres doués de mouvements plus ou moins sensibles, et classés conséquemment parmi les animaux sous les dénominations de *infusoires*, *nomades*, *vibrions*.

Ces animalcules, dont on ne peut expliquer l'origine, réveillèrent d'anciennes croyances : on crut y voir une génération spontanée. Mais, comme les recherches réitérées échouèrent en face de cette mystérieuse naissance, la question tomba de nouveau dans l'oubli.

En 1858, M. Delafond s'imagina de chercher dans le sang des sujets affectés de maladies infectieuses, s'il ne trouverait point entre les animalcules des traces des cryptogames ingérés auxquels nous attribuons l'altération de ce liquide, caractère particulier à ces maux, et d'où nous avions déduit la *cause* et les *moyens préservatifs* (1). Le savant professeur y distingua, en effet, des corpuscules inanimés en forme de baguettes,

(1) *Voir* notre *Traité sur la cryptogamie*, ouvrage imprimé en 1848.

auxquels il reconnut une origine cryptogamique, et qu'il désigna sous le nom de *bactéries*.

En 1860 , on renouvela les expériences , et, par la fermentation , on fit naître à volonté ces petits êtres organisés, sans pouvoir saisir ni père ni mère, ni aucune généalogie : ce qui donna à penser qu'ils pouvaient éclore spontanément de la matière.

De là des éthérogénistes admettant la vie sans germe et concevant des animalcules qui, sous certaines formes, se subdivisent en fragments pour se tranformer d'un en plusieurs.

D'autres naturalistes prétendent que ces petits êtres reçoivent, comme ceux qui les ont précédés, la vie de parents qui leur ressemblent, et qu'ils engendrent eux-mêmes des descendants qui perpétuent leurs caractères. Mais ils n'ont pu néanmoins découvrir dans la plupart d'entre eux les organes générateurs qui, par leur petitesse , ont échappé à tout moyen d'observation : cette seconde manière de voir se rend par le mot *panspermie*.

On confia à l'expérience les problèmes des deux camps, que la physiologie ne put résoudre.

Les éthérogénistes se renferment dans une négation complète : rôle ardu, ayant pour objet de prouver qu'il n'y a de germes ni dans l'air ni même dans les liquides fermentescibles , et qu'en détruisant les germes qu'on pourrait y admettre , on n'y détruit pas la fécondité spontanée. Les adeptes de ce système absolu sont M. Pouchet, de Rouen, et MM. Joly et Mousset, de Toulouse.

Les panspermistes, au contraire, soutiennent qu'il y

a dans l'air et dans tous les corps putrescibles des germes qui y séjournent. Ils s'engagent à les montrer, à les semer et à recueillir de semblables produits.

Cette doctrine a pour partisans MM. Pasteur, Coste, Milne-Edwards, Chevreuil et autres.

M. Pasteur, au moyen d'un rayon de soleil introduit dans une chambre obscure, démontre l'existence dans l'air d'une poussière mêlée de germes qu'il a eu le soin de recueillir en filtrant l'air à travers un tube étroit, dans lequel il met un obstacle d'amiante ou de coton poudre qui se charge de la poussière de l'air ; puis, en faisant fondre le coton dans l'éther, il trouva au milieu des corps étrangers retenus par ce fluide, des spores, des œufs d'infusoires.

M. Pouchet fit passer l'air dans un tube à pointe fine, et le reçut sur une plaque de verre enduite de matière visqueuse. Mais, en opérant dans toutes les conditions à une hauteur quelconque de l'atmosphère, il n'a pu distinguer ni spores ni œufs parmi les différentes substances qu'il est parvenu à fixer ainsi.

MM. Lemaire et Gratiolet ont obtenu le même dépôt en conduisant l'air à travers l'eau, ou en faisant condenser l'humidité de l'atmosphère sur les parois d'un vase clos rempli de glace.

La difficulté n'est donc pas dans les moyens de recueillir les corps de l'air.

M. Pasteur, comme panspermiste, fit passer dans un tube rougi de l'air qu'il recueillit, après en avoir ainsi brûlé les germes, et, ayant mis en contact avec cet air brûlé une infusion qu'il avait rendue inféconde en la faisant bouillir, il y introduisit un peu d'amiante,

L'expérience eut pour résultat la fécondité ou la stérilité, suivant que ce dernier corps avait été mis en contact avec l'air, ou qu'il avait été préalablement soumis
au feu.

Mais les éthérogénistes, après avoir prétendu démontrer que ces germes résistent de 150 à 200 degrés,
dirent : En admettant que vous ayez brûlé les germes,
vous n'êtes pas sûrs de n'avoir pas détruit, en même
temps, quelque qualité vivifiante de l'air. Or il suffit
que cette hypothèse soit possible pour que votre expérience ne soit pas une démonstration. L'amiante même
de M. Pasteur aurait pu recueillir cet air et semer la
vie. Nous admettrons vos conclusions, si vous renoncez
au moyen de détruire un air dont vous ne pouvez nier
l'existence (1).

Il y a dans cette idée une inspiration intuitive qui
s'accorde avec l'expérience et les faits irrécusables dont
on trouve l'explication dans la composition de notre
virus contagifère. Ce virus, résultant de l'association de
la substance constitutive du champignon et de celle du
moribond, transporte le mal des pestiférés sur les sujets
les plus vigoureux et étrangers même à la maladie.

Des phénomènes se rapportant à l'hivernation sont
accompagnés de circonstances bien propres à tromper.
Ainsi les animalcules desséchés, divisés et transportés
en poussière par les vents, prennent vie lorsqu'ils se
trouvent en contact avec l'eau, à une température de
15 à 20 degrés; ils y pullulent et forment ces couches
crémeuses qu'on rencontre souvent à la surface des

_____

(1) *Voir* à l'art. contagion, page 109 de notre ouvrage.

eaux stagnantes. Il y avait là, en effet, les éléments d'une bonne fortune pour les éthérogénistes, qui y voyaient les œufs se former spontanément et la vie s'organiser peu à peu. Mais les panspermistes ne veulent voir dans ces faits que le réveil d'une vie engourdie.

On connaît, du reste, les expériences faites de part et d'autre, à différentes hauteurs de l'atmosphère, au moyen des célèbres ballons, et les résultats contradictoires rapportés des deux camps. On sait le défi qui a été porté, le rendez-vous qui a eu lieu le 15 juin 1864, et les raisons qui, en champ clos, ont empêché d'en venir aux expériences convenues.

Les esprits, des deux côtés, pour être divisés touchant certain principe, s'accordent néanmoins sur un point fondamental; car leurs charmantes théories admettent dans le sang des typhoïdes (sujets atteints de maladies infectieuses) la présence de parasites auxquels nous avions attribué l'altération de ce liquide. Mais il est regrettable que ces micrographes, pour remonter à l'installation d'hôtes si dangereux, se soient inspirés, dans chaque camp, d'une hypothèse particulière différant des faits qui nous ont conduit aux *moyens préservatifs* dont ils paraissent si peu s'inquiéter. Du reste, en vue de l'hivernation prolongée dont nos travaux furent saisis dès leur entrée dans le monde, on a cru, à l'étranger aussi bien qu'en France, pouvoir s'installer à leurs dépens. Ainsi on lit dans le Bulletin de Paris du 10 décembre 1849;

« Le docteur Cowdell, médecin de l'hospice du comté » de Dorcet, écrit au *Morning-Chronicle* du 27 sep- » tembre qu'il félicite M. Brittan, de Bristol, sur la dé-

» couverte de certains corps microscopiques dans les
» déjections des choleriques. Il prétend avoir observé
» les mêmes symptômes dans les déjections du dernier
» degré du choléra. Il a remarqué de petits corps
» organisés ressemblant beaucoup à d'autres corps
» auxquels les naturalistes et microscopistes recon-
» naissent une organisation phytophysique. Les ré-
» sultats déjà obtenus doivent provoquer de nouvelles
» recherches pour compléter cette importante décou-
» verte sur l'origine du choléra. » Ces observations
furent insérées dans le journal des *Débats* du 29 septembre 1849 (1).

(1) Nous reproduisons les réflexions du journaliste comme l'expression de sentiments et de pensées vraiment patriotiques :

« M. Plasse a lu et déposé à l'Institut de France, le 9 octobre 1848,
l'extrait d'un ouvrage, fruit de trente années de travail spécial et
comparé, sur *les causes des épidémies et des épizooties infectieuses*.
L'habile vétérinaire expose dans cet ouvrage et démontre par des
faits que les affections dites typhoïdes constituent un genre de maladies dont les espèces très-nombreuses, et qui se lient entre elles
par des caractères communs, dépendent toutes de *champignons
microscopiques introduits dans l'économie animale par les aliments.*

» Cette origine étant bien déterminée, l'auteur donne à l'ensemble
de ces maux la dénomination générale de *cryptogamie*; et au sujet
du *fléau asiatique*, qui, avec la *fièvre jaune*, figure au rang des
affections typhoïdes des régions tropicales, il fait observer dans
son ouvrage que les corps tuberculiformes qu'on trouve sur la
muqueuse du tube digestif des choleriques ont une organisation
de la nature des champignons microscopiques qui constituent ces
maladies; et, après ces observations, nous voyons avec quelle
rivalité l'Angleterre dispute à notre savant compatriote la gloire
d'une découverte vraiment importante, à propos d'un fléau dont
la science n'a pu encore déterminer la cause.

» MM. les Anglais, qui connaissent sans doute le compte rendu de
la séance de l'Institut du 9 octobre 1848, n'ont pas de grands

Les hétérogénistes font naître ces corps spontanément dans l'économie (1), et leurs contradicteurs prétendent qu'ils y sont introduits par l'air chargé de semences. Pour nous, notre longue expérience et l'abondance des faits nous autorisent à proclamer qu'ils y sont introduits de toutes pièces avec les aliments ; sans cela, point d'intoxication, pas de maladies infectieuses spontanées.

Du reste, le but qu'on se propose étant celui d'arriver à étouffer le mal au berceau, nous demandons aux hétérogénistes et aux panspermistes ce qu'il y aurait à faire pour prévenir le développement des corpuscules cryptogamiques, et, par conséquent, pour empêcher les maladies infectieuses. Mais les opinions des uns et des autres n'étant pas de nature à les inspirer suffisamment, à ce point de vue, nous leur rappellerons que les parasites ne peuvent agir ici que par intoxication, et que par des changements apportés dans le régime des chevaux de nos clients nous sommes arrivé, comme

efforts à faire pour désigner la nature de la plante meurtrière qui engendre les tubercules détachés de la muqueuse, et ils auront découvert la cause du choléra à la manière de Genner, qui proclama la vertu de la vaccine au préjudice de Rabaut-Pommier (de Montpellier). Mais, dans cette nouvelle circonstance, l'observateur français a été prévoyant ; car il a déjoué les intentions des plagiaires en faisant enregistrer ses découvertes par une société savante ; il a même prévenu la vigilance du gouvernement d'outre-mer et notre lenteur en adressant son ouvrage aux autorités de tous les pays désolés par le déplorable fléau, afin de vulgariser au plus tôt les mesures à prendre pour arrêter, dès sa naissance, une maladie vagabonde si pernicieuse, dont la cause est dans la nourriture, suivant la découverte que doit désormais s'approprier la médecine vétérinaire. »

(1) Bien plus, on a lu récemment à l'académie un travail où il est dit que les *molécules des farines se transforment en champignons!*

à Niort, pour les chevaux de la garnison, à des résultats positifs. Dans cette ville ; les nouvelles casernes sont des plus belles et des plus conformes aux règles de l'hygiène ; l'ancienne est restée debout avec ses écuries voûtées. Cette dernière avait acquis une triste célébrité par les pertes en chevaux qu'y ont éprouvées la plupart des régiments qui l'ont successivement habitée. Les épizooties sévirent dans les nouvelles comme dans les anciennes constructions, tant que nos préceptes n'y furent point en pratique, bien qu'on eût, par mesure hygiénique, supprimé dans les vieilles un rang de chevaux.

Ainsi nous proposons des expériences faciles à réaliser : elles consisteraient à revenir, à Niort, pour deux lots de chevaux, au régime qu'on observait pour ces animaux avant 1846. On verrait alors surgir les épizooties les plus funestes du côté où régneraient les meilleures conditions sanitaires, tandis que les écuries voûtées en seraient, par nos soins, préservées même avec deux rangs où chaque bête n'occuperait qu'un espace d'un mètre de large.

On pourrait en même temps vérifier cette vérité que, quelles que fussent la situation et les conditions hygiéniques d'un établissement, un personnel, même aggloméré, y bravera les maladies infectieuses, tant qu'il sera nourri de pain fait avec des farines nouvellement moulues et provenant de grains exempts de cryptogames ; et ainsi de la viande en conserve.

A cette proposition intéressant l'armée, l'honneur national, l'humanité et la science, si notre faible voix est de nouveau méconnue, le courage ne nous fera point défaut, car la question commande à notre cœur de persévérer et d'insister auprès des hommes compétents.

L'administration supérieure, une fois bien renseignée à ce sujet, ne reculera, j'en ai la conviction, devant aucun sacrifice dans l'intérêt de cette importante question.

Notre système étiologique a bien pu, sans précédent, surprendre des esprits imbus d'idées tout opposées ; mais nous osons espérer qu'en présence des faits qui se sont depuis produits de toute part, les notabilités dans la science vétérinaire voudront bien se prononcer contre d'injustes envahissements, et appuyer de leur autorité et de tout leur crédit les principes salutaires que nous exaltons, puisque l'honneur en est réservé à un corps dont ils sont nécessairement les soutiens aussi bien que la gloire.

DOCTRINE PHANÉROGAMIQUE.

ENZOOTIE VIRULENTE. — GOUTTE ENZOOTIQUE.

Cette doctrine, la plus vaste de celles que renferme notre système étiologique général, embrasse tous les maux qui peuvent résulter de l'influence sur l'économie animale, de toutes les espèces et variétés du règne végétal, et de leurs produits en dehors des *crypto-games parasites*.

Les causes étant ici nombreuses et infiniment variées dans leur nature, il en est évidemment de même des affections qu'elles déterminent. Mais l'atome de chacune de ces plantes est dépourvu de la propriété génératrice, et ces affections ne peuvent, comme celle de la doctrine précédente, devenir transmissibles par principe volatil ou par transplantation.

S'il surgit ici quelque maladie virulente, le virus en est fixe, et il ne peut transmettre le mal que par inoculation. Dans ce cas, il n'est jamais absorbé pour produire une infection générale; il ne se répand, au contraire, dans l'économie que de proche en proche, à partir du point inoculé jusqu'au centre de la vie.

C'est à cette doctrine, infiniment féconde en maladies différentes, qu'appartiennent les affections causées par les *aliments de toute nature, avariés ou non* (1), par les *excès*, par les *substances vénéneuses* ou *toxiques*, ou *narcotiques*, ou *irritantes*, etc.

_____

(1) On nous fait dire bien à tort *que les épizooties et les épidémies sont dues aux aliments avariés.*

Les maladies enzootiques ressortent de la phanéro-
gamie; elles sont engendrées par des plantes qui croissent sur un sol d'une certaine nature, et elles ne
peuvent sortir du lieu qui les a vues naître.

En ce qui concerne cette doctrine, nous mettrons de
côté toutes les observations que nous avons faites à ce
point de vue, pour ne parler, fort succinctement, que
de deux affections de cette sorte, mais des plus graves :
l'une, que nous appelons *enzootie virulente*, confondue
par la médecine vétérinaire avec le charbon, est étran-
gère à l'homme et commune aux animaux domestiques
herbivores de toute espèce qui vivent sur un terrain
argileux plastique; l'autre, dite *goutte*, particulière à
l'espèce bovine, n'affecte que ceux de ces animaux qui
se nourrissent des produits de prés naturels dont le sol
est argilo-calcaire phosphaté.

*Exposé de la découverte d'une maladie enzootique
foudroyante, à virus fixe, qui fut de tout temps confondue avec le charbon à virus volatil. Causes et
moyens préservatifs (1).*

Les savants, séduits par des apparences de similitude
trop répétées dans les principaux caractères de deux
maladies fort différentes, ont été entraînés à les confondre. De là cette dissidence au sujet de la contagion et
de l'origine du *charbon*, du *sang de rate*.

Dès 1848, j'ai publié et déposé à l'Institut un mé-

(1) *Voir* notre ouvrage sur les causes des maladies typhoïdes, de
la page 69 à 180, avec la carte qui distingue les terrains.

moire ayant pour objet de distinguer ces deux maux également meurtriers. Je reconnais dans l'un une *épizootie* surgissant à la suite des effets sur les fourrages de pluies prolongées ou de débordements ; il est classé dans ma doctrine cryptogamique sous le nom de *charbon*. L'autre est une *enzootie virulente*. Particulier aux années de sécheresse, dépourvu de tout caractère de gangrène et de contagion, il est causé par des foins aigres bien réussis, bien conservés, sans cryptogames, et récoltés sur des terrains argileux plastiques, très-répandus en France, composés sur 1,000 parties :

Silice,	375
Carbonate de chaux,	269
Carbonate de magnésie,	11
Alumine,	95
Oxyde de fer,	56
Eau et matières organiques,	194
Ensemble,	1,000

On trouve des prés de cette nature sur le cours de la Guirande, rivière qui coule de Prahecq à Gloriette par les communes d'Aiffre, de St-Symphorien et de Frontenay (Deux-Sèvres).

Au moyen de la *chaux* et du *fumier*, ou par l'augmentation des prés artificiels et des bestiaux, on rend ce mal impossible dans les domaines où il sévit habituellement.

La partie du *principe toxique*, atome stérile qui, dans certaines prairies argileuses, dont nous avons soigneusement analysé le sol, imprègne si fatalement les fourrages d'un *poison* qui, combiné avec la substance du moribond, constitue un *virus fixe* (1), nous est inconnue. Cependant nous avons obtenu le succès désiré en décelant la retraite de ce fléau qu'on cherchait vainement, depuis des siècles, dans les *miasmes*, les *habitations*, les *étangs*, les *marais*, etc., et en prescrivant les *moyens préservatifs infaillibles,* pour ne pas craindre qu'à la suite d'une heureuse analyse on puisse nous contester la *priorité* de cette précieuse découverte.

Mes observations, à ce point de vue, ont eu dans l'arrondissement de Niort, pour principal théâtre, vingt-quatre communes figurées sur une carte coloriée annexée à mon ouvrage. Le sol, dans une moitié de ce territoire, est argileux; dans l'autre moitié, il est calcaire. L'*enzootie virulente* n'est connue que dans les douze communes argileuses; et si, du côté calcaire, il y a eu de rares exceptions, on a pu remarquer que ces faits concordaient toujours avec la nature des prés d'où provenaient les fourrages.

La commune d'Ardilleux (argileux), canton de Chef-Boutonne (Deux-Sèvres), située au milieu de cinq communes calcaires, est des six la seule qui perde des bestiaux par l'enzootie virulente (dite charbon).

Les symptômes du *charbon épizootique* et ceux de l'*enzootie virulente* sont décrits dans notre ouvrage, entre les pages 69 et 91, de manière à faire disparaître toute ambiguïté, et, entre les pages 101 et 108, à l'aide des rapports que MM. Renaud, inspecteur

(1) Que nous qualifions pour ces raisons *phytomène* (virus phytoménique ou virus végétal fixe), de φύθος et de μένω.

Des équarrisseurs se sont, dans les autopsies, inoculé la maladie, dont nous aurions nous-même été victime sans la cautérisation.

général des écoles vétérinaires, et Delafond, professeur
à l'école impériale d'Alfort, tous les deux de l'Académie
de médecine, avaient faits au Ministre de l'agriculture,
le premier en 1845 et le second en 1846; nous avons
démontré que ces deux écrivains distingués avaient,
contre leur croyance, observé des maladies différentes :
ce qui cause leur désaccord.

Toutes les discussions qui se sont élevées au sein
des diverses sociétés savantes sur le charbon témoi-
gnent de la dissidence des opinions touchant l'origine
et les principaux caractères de ces cruelles maladies
et du défaut d'une bonne direction dans les recherches
étiologiques : ce qui cause une regrettable confusion.
Celle qui eut lieu entre MM. Garaud et Moissant, pour
avoir eu un grand retentissement, n'en est pas moins
un exemple notable.

On peut encore, pages 48 et suivantes de notre brochure de 1855 (1), voir dans les relations de nos voyages
de Toulouse en Auvergne, dans la Nièvre et dans la
Sologne, les avis des vétérinaires de ces contrées sur
les affections charbonneuses. Tous ceux de ces praticiens avec lesquels nous avons été en rapport ont, à
cet égard, une opinion conforme, suivant qu'ils ont
observé l'une ou l'autre de ces deux maladies qui, en
médecine, sont confondues sous la dénomination commune de *charbon*.

MM. les professeurs de l'école impériale vétérinaire
de Toulouse sont convaincus de la nature infectieuse
et gangréneuse du charbon, parce que, dans les envi-
rons de leur établissement, ils n'ont pu observer que
le charbon épizootique. Il n'y a pas de pré argileux.

(1) Intitulée *Des maladies infectieuses.*

A Saint-Flour, M. Felger, vétérinaire renommé, ne croit pas à la propriété infectieuse et gangréneuse du charbon, parce qu'il n'a eu à combattre que notre enzootie virulente dans sa clientèle, dont la plus grande partie des prés sont argileux et fournissent des foins aigres qui renferment le principe toxique.

M. Roche-Lubin, à Saint-Affrique, où les prés sont formés d'alluvion, s'est montré, au sujet du charbon, non moins contagioniste que MM. les professeurs de l'école de Toulouse. Nous avons démontré, sur les lieux mêmes, à ce digne confrère que, dans sa clientèle, les bestiaux contractent fréquemment le charbon à cause des fourrages, qui se moisissent aisément dans les granges closes et voûtées en pierres hygrométriques. Quant aux porcs, qui y périssent de ce mal par centaine, il a reconnu avec nous que cela tient aux châtaignes de rebut, toujours moisies entre l'écorce et l'amande, que ces animaux mangent, l'hiver, sans préparation.

A Saint-Sarnin, où nous nous sommes arrêté à cause de la nature argileuse du sol, M. Canac, pharmacien, à qui M. Roche-Lubin avait eu la bienveillante attention de nous recommander, eut l'extrême obligeance de nous accompagner dans la plus grande partie des exploitations où sévissait souvent l'enzootie virulente, que les empiriques du lieu appellent charbon, et qu'ils considèrent comme non contagieux.

En Sologne, l'honorable M. Quinquenet, vétérinaire, ne croyait pas à la propriété infectieuse du charbon ni à l'état gangréneux de ce mal. En effet, dans sa clientèle, il ne pouvait observer que l'enzootie virulente, qui est la maladie dominante de la Sologne, comme le charbon épizootique est celle de la Beauce et de Saint-Affrique.

A Clermont, M. Darconat, vétérinaire distingué, n'a aucune opinion bien arrêtée à cet égard; car, dans la Limagne, il n'observe que le charbon épizootique, tandis que sur le flanc des montagnes, où les prés sont argileux, il n'a affaire qu'à l'enzootie virulente. Du reste, quand les fourrages aigres sont moisis, les bêtes qui s'en nourrissent peuvent contracter les deux maux à la fois, particularité bien capable de tromper l'observateur, et qui s'est souvent présentée à nous.

Nous avons, plus haut, fait connaître la manière de voir, bien différente, à ce point de vue, de MM. Delafond et Renaud. Tous les deux déclarent qu'ils ont eu affaire au charbon : le premier, suivant son rapport au Ministre, ordonna, dans la Somme, où il avait eu mission d'aller, des mesures efficaces contre la contagion; le second ne fit, dans la Nièvre, où il avait été envoyé pour combattre la maladie, aucune recommandation à ce sujet, et il s'y montra, du reste, non contagioniste (1).

L'*enzootie virulente* est connue, dans beaucoup de localités, sous le nom de *sang de rate*. A Saint-Symphorien, une des douze communes argileuses tracées sur notre carte, où M. le Préfet nous avait donné mission de surveiller cette maladie qui y sévissait fortement, nous avons fait nos observations en commun avec notre confrère M. Ayrault, vétérinaire à Niort, que ce magistrat nous avait adjoint sur notre demande.

Des treize animaux morts à Saint-Symphorien en trois semaines, aucun n'a été malade plus de 24 heures,

(1) *Voir*, page 101 de mon ouvrage, les rapports.

Il est vraiment regrettable que ces messieurs n'aient pas usé des moyens que j'ai mis à leur portée pour reconnaître la cause de cette fâcheuse dissidence.

sans symptôme précurseur, si ce n'est la suppression
du lait : six vaches dans autant de maisons, sept bœufs
chez le même nombre de propriétaires ; mais aucune
des victimes n'a communiqué à son camarade le mal,
qui a frappé, comme de coutume, dans chaque couple,
le sujet qui paraissait le mieux portant et celui qui
mangeait le plus.

Il n'y a, du reste, à Saint-Symphorien, ni *mare* ni
marais. Les bêtes y boivent aux ruisseaux ou s'abreuvent de l'eau des puits. Les bâtiments n'y présentent
rien de particulier.

Deux années consécutives de sécheresse comme 1846
et 1847 sont, dans ces lieux, suivies de grandes mortalités
sur les bestiaux, comme cela eut lieu dans les communes
argileuses, à la suite des années 1863 et 1864. Le mal
saisit avec une promptitude qui permet à peine de
recourir aux soins du vétérinaire ; la saignée ici rend
le mal incurable. Les cultivateurs de ma clientèle se
préservent aujourd'hui d'un fléau si funeste ; mais ils
le voient revenir avec toute sa fureur, quand ils cessent
d'observer, à cet égard, mes recommandations d'a-
mendement et de fumure.

La connaissance de la *cause* et des *moyens préservatifs* de ce mal désastreux nous a permis d'annoncer
souvent, par prévision, à des propriétaires ou à des
communes entières, les maladies générales qui mena-
çaient leurs bestiaux, et de prescrire en même temps
les moyens propres à les prémunir contre leurs pernicieux effets. Par exemple, on peut lire, pages 170 et
suivantes de notre ouvrage, le récit des démarches
officieuses faites trois mois à l'avance, pour soustraire la commune de Saint-Florent aux sinistres qui

l'ont si fatalement frappée à l'époque que nous avions
désignée, en présence du maire, dans l'assemblée des
cultivateurs convoqués à cet effet. On y trouve également un rapport adressé par nous en cette circonstance,
le 12 juillet 1844, à M. le Préfet des Deux-Sèvres, dans
le but d'inviter l'administration départementale à publier nos fâcheuses prévisions, et de donner ainsi plus
de poids à des avis malheureusement fondés. Les fourrages étant bien réussis, nos prévoyantes prescriptions,
comme on le pense bien, ne furent pas suivies ; et Saint-
Florent, qui avait été l'objet principal de notre attention,
éprouva de grandes pertes. Les onze autres communes
argileuses furent aussi très-maltraitées. Quelques confrères qui, par esprit de rivalité, avaient écrit dans un
journal contre nos officieuses annonces, furent bien
surpris d'en apprendre, par la même feuille, la réali-
sation, ce qui fut pour eux une sévère réplique.

Le certificat du maire de Saint-Florent, légalisé et
favorablement annoté par M. le Préfet, se trouve
page 178 du même livre, et témoignerait, au besoin, de
l'exactitude d'un fait unique dans les fastes de la médecine. Ce magistrat y atteste que, conformément à nos
prédictions, le mal s'est déclaré à la Saint-Michel, époque
précisée par nous. Il y constate également que, sur
42 grosses bêtes atteintes de la maladie, 18 sont
mortes presque subitement, et cela dans l'espace de
moins d'un mois ; qu'on vit succomber tous les malades
qui, contre notre défense, furent saignés. Des réclama-
tions ayant été, à cette occasion, faites à l'autorité
supérieure, celle-ci y répondit par des indemnités pro-
portionnelles.

Nos puissants adversaires ont pu, en présence de nos

succès, se livrer à de sérieuses réflexions ; mais, comme
ils n'ont affaire aux épidémies et aux épizooties qu'à la
suite de désolants ravages et après que la cause a disparu, ils affectent de paraître incrédules, pour se montrer plus attachés aux idées erronées avec lesquelles ils
ont été nourris, et qui conséquemment leur sont si
chères. Sourds à notre voix, ils semblent ne pas comprendre, quand nous leur proposons de faire authentiquement l'application de nos principes, et d'étouffer
dès le berceau, partout où elles peuvent surgir, comme
nous l'avons fait dans nos contrées, les maladies sé-
dentaires ou vagabondes, se propageant par infection :
car la nature en est toujours identique et la cause constamment la même.

*Découverte de la cause de la goutte chez le bœuf, et des
moyens de rendre cette affection impossible dans les
lieux où elle règne enzootiquement.*

De temps immémorial, l'espèce bovine est, dans
certaines communes du département et sur la rivière
la Mère, qui coule de Marigny à Mauzé (Deux-Sèvres),
sujette à la goutte (atrophie du train de derrière), sans
qu'on ait jamais pu deviner la cause d'une affection si
préjudiciable à l'agriculture. Mais, à la suite d'un grand
nombre d'épreuves, ayant découvert, en 1832, que ce
mal dépend uniquement de la nature des fourrages, le
sol des prés de plusieurs exploitations de ces localités
fut soigneusement analysé, et, partout où règne la
maladie, le résultat a constamment donné sur 100
parties :

Alumine avec un peu d'oxyde de fer,   9,190
Silice gélatineuse,   3,375
Sulfate de chaux,   1,006
Phosphate de chaux,   2,379
Carbonate de chaux,   63,830
Matières organiques,   20,220
                                       ———
                    Ensemble,   100

Ces alluvions sont très-maigres et ne décomposent les racines qu'incomplétement, ce qui forme les tourbières. C'est particulièrement sur les prés bordant les ruisseaux qui se rendent dans les tourbières, qu'on rencontre ces maladies goutteuses.

Il y a aussi à faire de ces fourrages une analyse qui nous donnera raison, comme les *bactéries* l'ont fait en cryptogamie ; mais nous empêchons le mal de renaître, cela peut suffire.

Les moyens préservatifs, consistant en amendements de fumier ou de cendre, que nous avons recommandés dans notre clientèle, pour les domaines exposés à des sinistres de cette gravité, eurent pour effet d'arrêter complétement la maladie partout où se maintint la pratique de ces prescriptions salutaires.

Comme on n'a pas ici à redouter la rapidité qui caractérise la marche des affections charbonneuses, l'émigration est possible, et les animaux malades se guérissent parfaitement sur des terrains convenablement choisis. Ce mal est incurable sur les lieux.

Le silence des hommes éminents que M. le Ministre de l'agriculture avait chargés de l'éclairer sur l'importance de ces faits est regrettable sous plusieurs rapports.

Il est surtout fâcheux que 17 ans se soient écoulés
sans que nous n'ayons pu obtenir du monde savant, sur
lequel on se guide, la vérification de principes appelés
à rendre les plus grands services à la société ; car les
victimes de chaque jour et la ruine des familles récla-
ment instamment qu'on me donne tort ou raison.

La question, par sa nature, doit humainement faire
exception dans la guerre préventive que la centralisation entretient contre les idées nouvelles de la province.

DOCTRINE MÉTÉOROLOGIQUE.

Nous sommes obligé, là encore, pour réduire le volume de notre publication, de supprimer toutes les observations concernant la doctrine météorologique, que nous ne plaçons ici que pour mémoire.

Cette doctrine embrasse essentiellement les maladies qui sont la conséquence des perturbations atmosphériques, genre de causes qu'Hippocrate avait comprises dans son système étiologique des épidémies, où figure son *génie épidémique* (cryptogamie).

Les maladies générales, qui peuvent résulter de l'influence simultanée des perturbations atmosphériques sur la population, ne peuvent affecter que des caractères inflammatoires, ce qui les rend faciles à distinguer, et leurs ravages se bornent au nombre des sujets qu'elles ont directement frappés.

Cette doctrine n'admettant, non plus, rien de septique ni de régénérateur dans l'atome, puisqu'elle est éphémère, ne peut se rapporter à aucune maladie infectieuse.

Le moyen le plus sûr de résister aux variations atmosphériques consiste à se soumettre insensiblement à leurs impressions, de manière à y habituer l'organisme, autant que possible.

L'influence des substances minérales et de leurs

acides sur l'économie (1) ne faisant point partie de notre
système étiologique, il ressort de l'exposé de ces différentes catégories de causes que nous n'avons pas été
compris de ceux qui se sont hâtés de dire que nous attribuons toutes les maladies aux cryptogames.

Nos doctrines sont tellement tranchées, que si le
célèbre Broussais avait lui-même fait la part à la cryptogamie, il eût évité l'échec qui a frappé sa méthode
du discrédit dont elle n'a pu se relever, et un système si propre à rappeler le génie de l'auteur serait,
à cette heure, intact et dans sa splendeur passée.

(1) Nous n'avons observé que très-peu de maladies de ce genre.

QUESTION PATHOLOGIQUE.

Comme nous devons publier à part la pathologie de nos quatre doctrines, nous n'avions, dans cette monographie étiologique, pas plus que dans nos publications précédentes, l'intention d'aborder une si vaste question ; car l'accueil qui a été fait, dans le monde scientifique, à nos idées nouvelles, nous porte à attendre, à cet effet, des temps meilleurs. Mais MM. Reynal et Bouley ayant soutenu, le 8 juin dernier, dans une séance de la société centrale de médecine vétérinaire, que les animaux domestiques ne sont pas sujets aux fièvres typhoïdes, nous nous sommes cru obligé de relever une erreur si manifeste, sans toutefois nous étonner de voir ces honorables professeurs nier l'existence de maladies que, dans la situation pratique où ils se trouvent, ils n'ont pu avoir à traiter qu'exceptionnellement (1).

En effet, ces savants exercent habituellement la médecine sur des sujets qu'on leur amène ou qu'on place à leur portée dans des hôpitaux, et ils sont, à ce point de vue, dans des conditions qui ne leur permettent pas de remonter à la source de la maladie, pour en déter-

(1) L'état des maladies spontanées étant subordonné à la nature des causes qui agissent sur les sujets relativement à leur constitution (*idiosyncrasie*, grand bâtard pathologique), nous n'avons, en vue des fièvres typhoïdes, à nous occuper ici que des influences qui dérivent de la nourriture.

miner la nature. Les praticiens qui habitent les lieux des sinistres peuvent, au contraire, avec un esprit d'observation, être compétents à cet égard, par ce fait qu'ils ont sous la main, comme point de comparaison, des sujets élevés et nourris de différentes manières, et approvisionnés pour toute l'année.

1° Des animaux vivant dans des pacages à l'état de liberté;

2° D'autres nourris de substances très-variées et dibilitantes, sans grains, et livrés, dans des manoirs agricoles, au travail des champs ou à la production;

3° Des bêtes traitées au sec et à l'avoine, et sous l'influence d'un service de luxe ou de spéculation.

Les fièvres typhoïdes, qui n'ont pas raison d'être dans la première de ces trois catégories, ont leur berceau dans la seconde, et sont une exception dans la troisième (1). Ce dernier milieu est celui où vivent les sujets sur lesquels se concentrent exclusivement les observations des deux professeurs d'Alfort, ainsi que celles de M. Villate et autres vétérinaires de Paris, qui, eux aussi, ont, le 8 juin dernier, soutenu la même thèse. Et cette manière de voir est, au dire de ces messieurs, partagée par les vétérinaires de l'armée qui auraient été, à cet effet, consultés, comme ils le furent une autre fois, lorsqu'il s'est agi de faire admettre la non-contagion de la *morve chronique* (2).

Nous avons eu nous-même des rapports avec un grand nombre de vétérinaires militaires : les jeunes soutiennent qu'il n'y a pas dans l'armée de fièvres typhoïdes

(1) *Voir* nos aphorismes 13, 14, 15.
(2) *Voir* notre ouvrage, p. 376 et suiv.

sur les chevaux; les anciens disent qu'ils n'en voient plus depuis qu'on refuse d'employer les vieux fourrages, pour accepter les nouveaux dès la récolte, et les retraités, d'accord avec nous, avouent qu'en débutant sous le règne du système de Broussais, ils ont tué beaucoup de chevaux typhoïdes par les saignées et par l'usage d'un traitement débilitant et antiphlogistique.

Il y a très-peu de praticiens qui ne reconnaissent pas les fièvres typhoïdes dans la maladie *peu connue* de M. Delafond, à laquelle il faut enfin un nom.

En faisant abstraction de ce qui se rapporte à la pathologie de nos doctrines *miasmatique, phanérogamique* et *météorologique*, pour ne pas être entraîné trop loin, nous ne nous occuperons, très-succinctement, que de la doctrine *cryptogamique*, ce qui doit nous conduire aux *fièvres typhoïdes*.

Si, dans certaines années, les denrées se trouvent, à la récolte, altérées par les pluies, ou qu'elles aient été submergées, elles se moisissent ordinairement, ainsi que celles qui, étant bien réussies, seraient logées dans des bâtiments humides. Il arrive alors que le sang des sujets qui s'en nourrissent subit une altération qui amoindrit la fibrine et les globules dans des proportions relatives, qu'on peut toujours apprécier à l'épaisseur et à la couleur des caillots placés dans une éprouvette ou dans un verre, ou par une goutte sur l'ongle (1). Le caillot jaune fond en un instant; il passe, ainsi que le serum, à la couleur livide. Le caillot noir s'épaissit, s'amollit, et le tout se décompose promptement. Les globules se séparent dans le sang étendu.

(1) Sans perdre de vue toutefois que, dans ce cas, la saignée est des plus contraires. C'est le sang aux *bactéries*.

Tel est le caractère du sang des maladies infectieuses, véritable intoxication générale, dont la nature peut, dans un effort suprême, triompher en entraînant au dehors, par une sueur générale, le subtile poison qu'on reconnaît très-bien à l'odeur des travailleurs convalescents ou sous l'influence de l'incubation, qu'on rencontre sur les chantiers.

L'insuccès de ces crises vers la peau, est suivi d'accidents relativement graves. Le poison, au lieu d'être éliminé, est porté sur quelque point plus ou moins essentiel à la vie, et constitue autant de diathèses, disposées toujours, dès le début, à la désorganisation, et qui ont reçu différents noms, suivant les variations de la cause et des parties envahies.

Nous avons observé les diathèses *abdominale, respiratoire, circulatoire, nerveuse, musculaire, cutanée*, présentant des espèces et des variétés auxquelles, pour nous faire comprendre, nous avons conservé les anciens noms. Ainsi, la diathèse *abdominale* compte les typhus, les maladies typhoïdes ; la diathèse *respiratoire* renferme la morve, les gourmes, les angines, les bronchites contagieuses, jetage couleur jaune plus ou moins foncé ; la diathèse *cutanée* contient les exanthèmes, les varioles, les érysipèles infectieux, etc. Chacune de ces affections a, sous des caractères communs, un cachet particulier et un nom qui annonce l'enfance de l'art. Elles affectent, dès le début, une forme lente ou rapide (chronique, aiguë ou foudroyante), suivant le degré d'intoxication.

Les diathèses bronchite, morveuse, farcineuse, sont plus fréquentes à la ville qu'à la campagne, parmi les bêtes de travail surtout, parce que, dans cette situation, ces animaux consommant plus de foin et d'avoine, la force vitale, rendue plus puissante par une nourriture substantielle, protége les viscères et refoule le principe morbide au dehors. C'est pour la même raison que la morve rapide était fréquente sur les chevaux de garnison, lorsqu'on faisait consommer de vieux fourrages, six mois même après la récolte. Là la nature succombe généralement sous le poids du poison.

Occupons-nous ici exclusivement, et d'une manière succincte, de la *maladie typhoïde*, variété de la diathèse abdominale, laquelle tire son nom de la stupeur, symptôme le plus constant. Ce mal a reçu une foule de noms déduits de symptômes moins fréquents et moins appréciables, tels que *fièvres muqueuses*, *ataxiques*, *putrides*, *malignes*, *adynamiques*. Mais toutes ces dénominations furent abandonnées, comme apportant le trouble dans les cadres nosologiques.

Broussais, pendant le règne de son système, lui fit faire place sous le nom de *gastro-antérite*; et, le célèbre novateur ayant été, à son tour, détrôné à cause de l'insuccès du traitement antiphlogistique, on adopta la qualification de *fièvres typhoïdes*, qui peut être conservée jusqu'à ce que la science soit renseignée de manière à prévoir et à prévenir ces différentes diathèses constituant la famille des *maladies cryptogamiques*.

Nos deux honorables professeurs d'Alfort savent que les fièvres typhoïdes de l'homme sont, au contraire, très-fréquentes à la ville; mais ils ignorent que cela dépend de ce que les moisissures sont cachées dans les farines, auxquelles on peut toujours donner une belle apparence par les brassements et la manutention, moyens qui, appliqués aux fourrages et aux avoines, ne sauraient produire des effets si trompeurs. Les symptômes des maladies typhoïdes chez l'homme sont, sous la même inconstance, *analogues* à ceux des maladies de nos animaux. La diathèse abdominale que M. Samson a su distinguer, et qu'il a savamment décrite, est un véritable exanthème de la muqueuse digestive; une variole interne (psorentérie), avec engorgement des ganglions mésentériques et une altération plus ou moins profonde des follicules isolées, lesquelles peuvent être hypertrophiées, ulcérées ou simplement engorgées, mamelonnées même de manière à présenter une surface gaufrée ou des granulations milliaires, compliquées parfois d'ulcérations des plaques de Payer et de Bruner, où nous avons trouvé perforation.

Il y a entre ces maux, non identité, mais une analogie qu'on ne peut méconnaître.

Traitement.

En ce qui concerne le traitement, nous dirons d'abord, sans parler des complications, que la saignée doit être proscrite, ainsi que les moyens antiphlogistiques, que le mal soit lent ou rapide (chronique ou aigu); l'altération est prise pour de l'inflammation.

On reconnaît la *forme lente* à la pâleur de la conjonctive infiltrée et parsemée de stries jaunes; à la lenteur du pouls, mou, intermittent et à peine sensible; stupeur passagère, excréments marronnés, appétit faible, soif presque nulle.

Provoquer la sueur, rubéfiants à l'extérieur, pas de seton; excitants diffusibles à l'intérieur; grains pour nourriture, peu de foin.

On reconnaît la *forme rapide* à la couleur violacée de la conjonctive infiltrée avec stries jaunes noyées ; pas de veines distinctes ; stupeur constante, pouls agité, souvent imperceptible ; agitation des flancs (symptôme qui a fait confondre ce mal avec des inflammations de poitrine) ; borborygmes ; il y a souvent quelques coliques au début ; l'animal se regarde les flancs, se couche parfois, et demeure même quelques instants à terre sans paraître souffrir ; excréments marronnés, diarrhée, hémorragies, etc., complications dont nous ne nous occuperons pas ici.

Excitants diffusibles en opiat au vin, ou dans du vin en breuvages sucrés ; sinapismes sans vésicatoires.

Ces deux états peuvent se transmettre par principe volatil.

Nous citerons seulement quelques cas de la forme rapide régulière :

Le sieur Tizon, cultivateur à Peglan, commune de Coulon (Deux-Sèvres), ayant manqué de fourrage, en acheta en février. Cet approvisionnement, transporté par un temps humide, fut mal tassé en grange et devint moisi ; de là une *typhoïde rapide* sur ses bestiaux.

Un baudet et une ânesse étant morts à la suite de saignées pratiquées par un empirique, je fus appelé pour quatre baudets atteints de la même manière ; le mal céda à mon traitement excitant, et ces animaux furent tous guéris.

M. Tizon, attachant sans doute moins d'importance aux juments, fit revenir, pour les traiter, l'empirique qui en tua deux par les saignées.

Rappelé alors moi-même pour six juments, huit mules et un étalon, j'obtins pour toutes ces bêtes, comme pour les baudets, avec mon traitement excitant, un succès complet.

Les fourrages du sieur Prunier, fermier dans la commune de Saint-Ligaire (Deux-Sèvres), ayant été serrés rapidement par un temps humide, furent envahis par les moisissures dans l'épaisseur d'un mètre contre les murs (1).

Deux bœufs sont, par suite, morts chez ce cultivateur rapidement et sans secours. Ayant été, dans cette circonstance, appelé pour trois mules et une jument, j'obtins, à l'aide de mon traitement, la guérison prompte de ces quatre bêtes; mais, comme la jument succomba, dans la suite, à une rechute, un charlatan que consulta le sieur Prunier prétendit qu'il eût fallu la saigner. (L'agitation des flancs des malades fit croire à ces gens qu'il régnait dans la ferme une péripneumonie.) On eut donc recours aux soins de l'intrigant docteur, qui tua ensemble les trois premières juments par la saignée, et le malheureux fermier perdit ainsi pour 4,500 fr. de bétail environ.

Le sieur Bergeron, chasseron à Saint-Maxire (Deux-Sèvres), me fit appeler pour une jument qui fut guérie. Mais un empirique lui ayant tenu le langage du charlatan au sieur Prunier, cet homme eut, peu de jours après, pour deux de ses juments, recours au ministère du *traiteur*, qui ne manqua pas de les tuer en même temps par la saignée.

M. Souchet me fit appeler à Chiré, commune de Saint-Sauvent (Vienne), pour un baudet qui, à mon arrivée, succomba à une *typhoïde rapide*.

(1) M. Cler, vétérinaire militaire, a été témoin du fait.

J'expliquai à un confrère, M. L., la nature du mal, et, en me basant sur l'état des fourrages moisis, j'annonçai la venue des mêmes accidents sur les six autres baudets. M. L., ce qui est à sa louange, m'ayant compris, nous traitâmes ensemble avec succès, par les excitants, sans saignée, ces six animaux successivement atteints comme je l'avais prédit.

Cependant le sixième baudet ayant eu la diathèse circulatoire, le confrère, que quarante kilomètres séparaient de ma demeure, fut tenté, pendant mon absence, de recourir à la saignée; mais ayant, par condescendance, attendu mon arrivée, nous reconnûmes une diathèse typhique de la circulation dont l'animal fut guéri, toujours par notre traitement.

La diathèse s'étant, dans cette maison, portée au pied d'un étalon, nous avons guéri ce cheval d'un énorme crapaud qui en était la conséquence. Plusieurs baudets y ont péri à la longue par la difformité de la corne, résultat de diathèse typhique du pied, affection confondue toujours au début avec la fourbure inflammatoire, ce qui fait que le mal se complique par les saignées et l'eau froide apposée aux pieds.

On doit, dans cette circonstance, se guider sur la conjonctive et l'état du sang. Nous avons toujours triomphé de ces affections par l'application à la couronne de sinapismes et d'eau chaude, et par l'emploi du fenu-grec et de deux ou trois litres de bon vin par jour. Sinon, c'est le crapaud ou la fourmilière.

On compte peu de haras où il n'y ait pas eu quelques baudets atteints de cette maladie. Les victimes languissent toute leur vie avec une corne déformée, relevée en pince et compliquée de fourmilières.

M. Tessereau, de l'Épinay, commune de Chavagné (Deux-Sèvres), a perdu tout récemment un baudet de 5,000 fr. qui était dans ce cas, parce qu'on a persisté à le traiter continuellement à l'eau froide. Ce propriétaire avait déjà perdu de la même manière un baudet et un étalon : toujours par la saignée et l'eau froide.

M. Mallet, frère du maire de Laisson (Vendée), me fit venir, à la suite des pertes qu'il essuya par les flammes d'un empirique haut huppé, pour une typhique rapide. Mon traitement eut ici le même succès pour les six bêtes que nous eûmes le temps de soigner ; car quatre autres avaient déjà péri sans secours par une diathèse foudroyante de la circulation (1). La moisissure eut pour cause, là, le transport des fourrages pour un changement de métairie.

Nous ne fûmes pas moins heureux au Courteil, commune de Sainte-Blandine (Deux-Sèvres), chez le sieur Proux, pour les baudets affectés du même mal. M. le préfet nous avait donné mission de nous rendre dans cette exploitation, parce que trois autres de ces animaux y étaient morts par les saignées. Le propriétaire néanmoins ne manqua pas de contester mon traitement, et j'allais me retirer. Mais ledit Proux ayant, à ce sujet, écouté les observations de son père, on me laissa faire, et les quatre baudets, dont l'état était désespéré, furent guéris.

M. Massé, à Villarmate, commune de Celle (Deux-Sèvres), nous ayant appelé, après avoir perdu trois

---

(1) Hors d'une longue carrière, on n'a point occasion de suivre toutes les parties sur lesquelles la force vitale porte le *toxique*, toujours facile à distinguer des inflammations.

jeunes ânesses par suite de saignées pratiquées par
son frère, empirique renommé, nous avons guéri, par
notre traitement excitant, quatre autres bêtes qui se
trouvaient frappées ensemble de la même maladie.
Mais, ensuite, le mal se déclara, comme nous l'avions
annoncé, sur deux juments, qui périrent encore sous la
main du frère du propriétaire.

Quoique nous ayons, on peut le croire, bien d'autres
citations de cette nature à faire, après quarante années
d'une pratique continue, nous serions néanmoins tenté
de nous arrêter, sans notre intention de comparer la
diathèse abdominale avec la diathèse morveuse, maladies bien différentes, en apparence, et qui cependant
surgissent dans les mêmes circonstances et par la même
cause.

On dit vulgairement : « L'oiseau s'envole quand la
cage est faite; » ce qui signifie que les gens meurent
après avoir fait bâtir maison. Cet adage trouve confir-
mation dans ce qui se passe après la construction d'une
grange. (La farine moisit de même dans un local
neuf.)

M. Charpentier, demeurant commune de Saint-Remi
(Deux-Sèvres), perdit par les *fièvres typhoïdes*, après
avoir fait bâtir une grange et un fenil, des juments
pour une valeur qui dépassait de beaucoup le prix de
la construction.

Le sieur Rousseau, habitant la commune de Laisson
(Vendée), éprouva les mêmes malheurs dans les mêmes
circonstances, parce que les fourrages, dans ce cas,
contractent des moisissures à une grande épaisseur, et,
quand ils sont consommés, il s'ensuit une intoxica-

tion intense qui pardonne rarement, car ici les uredo et les pezizes dominent et le foin s'altère.

M. Coutant, maître de poste à Niort, aussitôt après avoir fait bâtir un vaste grenier à foin, perdit, par la diathèse morveuse rapide (aiguë), 16 chevaux.

M. Lebœuf (dit Sandis), maître de poste à Mougon, vit, après la construction de son fenil, périr dans ses écuries 14 chevaux par la morve rapide.

L'explication de la différence paraissant exister entre les affections qui amenèrent les sinistres dans ces quatre maisons, où les circonstances et les causes furent identiquement les mêmes, ressort de ce que les bêtes, chez les maîtres de poste, mangeaient beaucoup d'avoine, tandis que, chez les cultivateurs, elles étaient traitées à l'herbe, à la paille ou au foin, sans grains (1).

Les diathèses circulatoire et cérébrale nous fournissent aussi des faits curieux :

M. Coutant, déjà cité, m'ayant fait appeler pour une jument qui, attelée à une voiture publique, s'étant affaissée sur elle-même, cinq minutes après le départ, était tombée sur le pavé à la porte de la ville, j'arrivai au moment où mon confrère se disposait à pratiquer une saignée, qui heureusement ne fut point faite ; et, après nous être concertés, nous fîmes administrer à cette jument trois bouteilles de vin avec un médicament excitant. La circulation se rétablit bientôt, la malade leva la tête, et après un quart d'heure de soins, elle se mit sur son séant. Transportée, à l'aide d'un

(1) *Voir* les aphorismes 14 et 15 de la cryptogamie, page 118. (C'est ainsi que notre bâtard, l'*idiosyncrasie*, se trouve légitimé.)

camion, dans mon infirmerie, elle en sortit cinq jours
après parfaitement guérie par les remèdes les plus
énergiques et le vin en breuvage.

Une mule appartenant à M. Mangou, propriétaire
à Niort, tomba sur le pont de la route de Limoges de la
même manière que la jument de M. Coutant; mais ici
la langue était paralysée et pendait de dix centimètres.
Comme on était venu en toute hâte réclamer mon ministère pour opérer une saignée, je m'y refusai, après
avoir consulté le pouls et la conjonctive, malgré les
murmures de l'assemblée, pour qui l'état de la langue
et l'insensibilité de l'animal étaient un indice de coup de
sang. Le propriétaire m'accorda néanmoins pleine confiance, et la mule, traitée comme la jument du cas
précédent, se releva au bout d'une demi-heure sur son
séant. On la souleva alors pour la rentrer dans une
auberge voisine, d'où elle sortit après une semaine,
parfaitement rétablie. La langue avait, dès le quatrième
jour, repris son état normal.

M. Saucourt, vétérinaire en premier au 12e dragons,
a visité plusieurs fois cette bête pendant le traitement.

Même remède, même succès pour un superbe cheval entier qui, en revenant de boire à la rivière, s'était
affaissé sur le pavé de la rue du Minage, à Niort, et y
restait sans mouvement. Le propriétaire, logé à l'auberge du Grand-Cerf, convaincu, comme les gens qui
se tenaient à l'entour, que son cheval était frappé d'un
coup de sang, m'avait fait appeler pour le saigner.
Arrivé sur les lieux, je me gardai bien de céder au désir
du client, et huit jours après cette bête partait avec sa
charge ordinaire.

On arrive rarement assez tôt pour combattre ces

sortes d'attaques, dont je n'ai pu triompher qu'à la ville; car partout ailleurs il se trouve toujours quelque personne officieuse pour saigner préalablement, ce qui rend le mal incurable. La mort, du reste, dans ces circonstances, est généralement attribuée à l'excès du sang. Dès notre début, avant nos observations cryptogamiques, nous partagions, avec beaucoup de nos confrères, une idée si funeste.

Un honorable professeur de l'école préparatoire de médecine de Poitiers, que je regrette de ne pouvoir nommer, a publié une brochure où il cite, avec une franchise qui caractérise l'amour de la science et l'esprit d'observation, un grand nombre de cas où l'effusion sanguine, appliquée conformément aux règles de l'art, a causé la perte immédiate des sujets. L'habile docteur fait du reste, à cet égard, des réflexions qui révèlent en lui un praticien fort judicieux.

L'intoxication cryptogamique se faisant insensiblement, le poison s'accumule dans les veines et pénètre dans la circulation, où il agit d'une manière pernicieuse en altérant le sang et les tissus.

Le malade alors n'a plus qu'à mourir ou à vivre infirme, si le médecin n'a pas le tact de distinguer l'état inflammatoire de la diathèse typhique, car ce dernier caractère se présente souvent.

Un savant du Puy-de-Dôme, communiquant, en 1863, à l'Institut de France ses observations, cita plusieurs cultivateurs morts du charbon pour s'être blessés, avec leur serpette, en taillant des vignes atteintes de l'oïdium, maladie infectieuse. L'Académie, sans admettre le fait, décida que l'école d'Alfort serait invitée à faire des expériences à ce sujet. Les journaux alors s'empressèrent généralement de publier que l'*oïdium* jouit de la propriété d'inoculer le charbon. Les pays vinicoles en furent gravement émus ; et il est très-regrettable que, depuis 2 ans, on n'ait pas fait connaître les résultats obtenus à cet égard par la science vétérinaire.

Le fait serait certainement accompli, s'il s'agissait d'une opération de cabinet, en chimie, en physique, en micrographie, etc.; mais ce qui tient de l'expérience de longue haleine, on le laisse enfoui sans solution, pour ne pas faire sérieusement appel aux praticiens de province, dont les découvertes scientifiques ne sont, du reste, accueillies qu'avec prévention.

Mais, en attendant, nous invoquons contre cette grave erreur ce qui, chaque jour, se passe sous nos yeux : les cultivateurs, à toute occasion, manœuvrent, avec des mains couvertes de plaies, les pommes de terre, les blés, les foins, les vignes, affectés de maladies cryptogamiques infectieuses, et cela sans contracter le moindre mal ; tandis que, dans les mêmes conditions, ils s'exposeraient à de grands dangers en donnant des soins à des animaux atteints d'affections analogues.

Les maux cryptogamiques sont les seuls qui soient transmissibles par principe volatil de sujet à sujet ; ils se communiquent, généralement, par inoculation, d'espèce à espèce, mais jamais d'un genre à l'autre.

Nous serions désireux de savoir si la clinique d'Alfort admet que les maladies infectieuses des végétaux sont dues à des cryptogames parasites, plutôt qu'aux miasmes auxquels, sans avoir encore pu le démontrer, ils attribuent celles des animaux.

Ce parallèle embarrasserait certes les savants qui, par

leur crédit, ont pu transformer le glorieux drapeau de
la France en renommée, pour accuser la décomposition des cadavres de la Mecque d'avoir engendré le choléra, fléau si funeste ; oubliant ainsi que cette horrible
maladie existait parmi les pèlerins qui l'ont apportée
de la haute Asie, avant même qu'aucun animal n'ait
été sacrifié au prophète.

Avec la centralisation, en fait de science, la phraso-
logie des écrivains spirituels dominera toujours, aux
dépens du progrès, les hommes pratiques et doués de
sens.

Dans la critique publiée sous un nom qui devait la
recommander, nos adversaires se montrèrent étonnés
de ce que nous n'ayons pas fait connaître, dans notre
ouvrage, le nom du champignon qui détermine telle
ou telle maladie, oubliant ainsi que nous avons dit que
ces végétaux entrent dans l'économie, avec les aliments,
par groupe d'espèces variées, et qu'ils ne se régénèrent
pas dans les maladies internes comme dans les affections externes. Aussi M. Bouchardat qui, dans l'espoir
d'une priorité cryptogamique, avait promis un travail
dans ce sens, a vu s'écouler tantôt 9 ans sans qu'il
ait pu encore rien produire, à ce point de vue, ce qui
doit faire craindre que ce savant n'ait renoncé à son
hardi projet.

En cryptogamie externe, au contraire, M. Reynal a
reconnu dans la dartre tonsurante un végétal qu'il
appelle *tricophiton*, et M. Mégnin, vétérinaire militaire, a vu, à l'aide du microscope, dans le crapaud du
pied du cheval, un champignon qu'il a classé parmi
les *batraciens* (botritis batracosis). Des faits de ce genre,
ainsi que les *bactéries*, qui sont des corpuscules de

champignons parasites trouvés dans le sang des typhoïdes, donnent raison à notre système cryptogamique. Nos idées passent ainsi chez nos adversaires.

La situation est vraiment trop favorable à l'hydre épidémique qui dévore ainsi sans entrave l'espèce humaine.

On trouve aussi dans le rapport de M. Reynal, 13 novembre 1856, en ce qui concerne les épizooties : « Hâtons-nous de dire que dans l'ouvrage de M. Plasse » il y a des observations qui méritent d'être connues. » C'est ainsi que, dans plusieurs points, *il démontre* » la toute-puissance de la constitution du sol sur le dé- » veloppement des maladies; que les plantes qui crois- » sent sur les terrains argileux ont sur l'économie » animale une influence qui diffère de celle qu'exercent » les aliments récoltés sur les terrains calcaires.

» M. Plasse, après avoir appelé l'attention sur les » méthodes vicieuses employées en France pour la » conservation des fourrages et des farines, entre à ce » sujet dans des explications et des vues qui portent à » reconnaître dans son travail un ouvrage utile à con- » sulter. » Après le coup de grâce, on exalte notre chaleur.

Comment reconnaître que nous avons pénétré un si grand secret de la nature et détourner l'autorité supérieure de nous admettre à démontrer le reste qui n'en est que la conséquence? sans doute parce que la science n'a, d'un côté, aucun système arrêté, tandis que, de l'autre, les préceptes erronés, à ce point de vue, du vieil Hippocrate, inspirent malheureusement une confiance aveugle à ses adeptes !

Quoi qu'il en soit, nous persisterons à publier les

résultats de nos investigations jusqu'à faire comprendre les *sourds-muets* et soulever l'obstacle le plus systématique.

En résumé, nous demandons à être admis à démontrer les moyens d'étouffer au berceau les épidémies et épizooties infectieuses exotiques, comme nous le faisons, dans nos contrées, pour les épizooties ; car tous ces maux ont la même cause, bien que la forme en soit très-variée. Le succès est assuré à la source du mal.

La question des épidémies et des épizooties infectieuses, si pleine d'actualité, fait ressortir surtout les inconvénients de la centralisation en médecine. Quoi ! les comités supérieurs consultatifs, tous forts de la supériorité de leurs talents et épris de vaines hypothèses, pourront tacitement et sans contrôle rejeter toute idée opposée à un système stérile à ce point de vue, et sur lequel ils savent que la science est mal assise ! L'humanité doit-elle être tout entière menacée dans son existence avant qu'on ait enfin songé à la fragilité de principes, du reste, si contestables ?

Il est cependant vrai de dire que, le système ne pouvant être démontré, les académies n'ont rien arrêté à cet égard, et que ce n'est que par prévention qu'en présence de l'abîme où l'hydre des épidémies précipite les populations par milliers, on nous refuse l'examen du seul moyen de le fermer pour toujours.

CORRESPONDANCE.

—

J'appris, le 30 juin, par l'*Echo agricole*, que le 29, au marché de Poissy, il y avait eu 71 bœufs hongrois d'exposés en vente ; ces animaux, qui étaient très-gras, avaient heureusement été immédiatement vendus et consommés.

Je dis heureusement, parce que l'Angleterre, plus mal partagée que nous dans cette vente illicite, reçut en même temps, sur ses marchés, des bœufs hongrois maigres, qui furent achetés par les herbagers, et chez lesquels on vit bientôt surgir le typhus. On connaît toute l'étendue du mal.

Naturellement inquiet pour la France, je me disposais à signaler le danger à M. le Ministre de l'agriculture, lorsque M. Petitot, fort marchand de bœufs à Marans (Charente-Inférieure), me dit, en arrivant d'un voyage à Paris, que les bœufs hongrois leur faisaient une concurrence désolante. C'est alors que, par ma lettre *du 7 août*, j'écrivis à M. le Ministre de l'agriculture, en manifestant le désir qu'il fût pris des mesures prohibitives contre ce dangereux commerce.

Le 5 septembre, M. le Ministre obtint de l'Empereur un décret prohibitif, et nous avons la conviction que l'organisation du service sanitaire, de ce côté, nous a préservés du typhus contagieux.

Lettre adressée à M. le Ministre de l'agriculture pour lui signaler le danger de laisser introduire librement en France des bœufs venus de la Hongrie.

Niort, le 7 août 1865.

MONSIEUR LE MINISTRE,

J'ai l'honneur de vous exposer que ce n'est point sans éprouver un vif sentiment d'inquiétude que, depuis quelques mois, je vois introduire *librement* en France des bœufs hongrois pour l'approvisionnement de la capitale.

Il est acquis à la science, Monsieur le Ministre, que les steppes de la Hongrie sont, comme ceux de la Russie, *le berceau du typhus contagieux des bêtes bovines.*

On peut donc craindre que ce genre de commerce n'apporte dans notre pays un fléau si redoutable.

La patrie n'a été en proie à cette désastreuse maladie qu'à la suite des guerres que nous avons eues avec les peuples du Nord, dont les armées traînaient après elles, dans leurs parcs d'approvisionnement, une grande quantité de ces animaux. C'est ainsi que la France a été si cruellement éprouvée par ce redoutable fléau en 1793 et en 1815, et ce n'est pas autrement que l'Italie a été ravagée par ce typhus après notre dernière et glorieuse campagne, dans ce beau royaume, contre les Autrichiens. L'Égypte n'en a été elle-même victime tout récemment que par l'introduction de bœufs hongrois.

En conséquence, Monsieur le Ministre, j'ose appeler votre attention sur un fait si important, et émettre le vœu de voir le gouvernement de l'Empereur prendre de sérieuses mesures sanitaires contre un état de choses qui, à la moindre occasion, peut propager en France un virus susceptible d'infecter nos étables et de causer ainsi un grand préjudice à l'agriculture et aux intérêts commerciaux.

Daignez agréer, Monsieur le Ministre, les salutations respectueuses de votre très-humble serviteur.

PLASSE.

Praticien spécial en épidémies et épizooties comparées, nous veillons constamment aux barrières du Louvre. La France, par notre avertissement du 7 août, fut préservée de la peste bovine, dont elle eût certainement été infectée par les spéculateurs qui, dans ce même temps, l'ont importée en Angleterre, où le 15 décembre la perte s'élevait déjà à 42,000 bœufs. Si un congrès sanitaire international eût été installé, en 1850, contre le choléra, dans l'Inde, comme nous en avons exprimé le vœu dès 1849, page 416 de notre ouvrage, la patrie n'eût pas dû être, en 1865, en proie au fléau.

Lettre adressée à M. le Ministre de l'agriculture pour lui donner, à l'occasion de l'invasion du choléra asiatique, communication des 37 aphorismes de nos doctrines.

Niort, le 9 octobre 1865.

MONSIEUR LE MINISTRE,

Nous avons eu, par notre lettre du 7 août dernier, l'honneur de signaler à Votre Excellence le danger que présentait, pour l'agriculture, l'introduction en France des *bœufs hongrois* que la boucherie a fait consommer à Paris, dans les mois de juin et de juillet. Nous espérions qu'eu égard au décret du 5 septembre suivant, les sommités vétérinaires, auxquelles nos officieux avertissements ont dû être communiqués, reviendraient, en présence des progrès que la question a déjà faits, sur nos travaux cryptogamiques.

Les micrographes ont, en effet, depuis nos publications, reconnu dans le sang des sujets atteints de maladies infectieuses les corpuscules des champignons que nous avions vus ingérer avec les aliments, et dont nous avions, dès 1848, démontré les ravages, en les présentant comme la *cause unique* des épizooties et des épidemies transmissibles par principe volatil.

De telle sorte qu'en mettant obstacle à leur développement sur les conserves, nous avons rendu ces hideuses maladies impossibles dans les lieux de notre clientèle où elles surgissaient habituellement.

Or, comme il en est ainsi des maladies infectieuses exotiques, puisqu'elles sont toutes de même nature, ou pourra, Monsieur le Ministre, arrêter ces fléaux dès la source, ainsi que nous le proposons en vain, avec persévérance, depuis bien longtemps.

On conçoit que ceux qui voyaient le soleil parcourir une orbite autour de la terre aient été les adversaires de la doctrine de Galilée, et que l'élasticité de la vapeur d'eau ait pu faire douter de la puissance motrice de ce fluide ; mais, en ce qui concerne nos cryptogames (moisissures), qui sont déjà connus comme de subtiles poisons, envahissant toutes nos conserves négligées, il y a vraiment témérité à nier plus longtemps le mal dont nous les accusons.

MM. Reynal et Bouley, nous osons l'affirmer, ne rapporteront rien de positif touchant la cause du typhus contagieux qu'ils ont reçu mission d'étudier, parce que ces honorables professeurs se sont constamment montrés contraires aux principes que nous exaltons, et qu'ainsi ils ne suivront pas la seule voie qui puisse conduire à étouffer au berceau cette affection funeste. Aussi, en présence des calamités qui se répandent obstinément de toutes parts, nous considérons comme très-urgent d'édifier le monde savant sur la valeur de notre système étiologique. Nous avons, Monsieur le Ministre, pu traduire ces découvertes en aphorismes que nous

nous empressons de vous adresser ci-joints, dans l'espérance
que vous voudrez bien donner à ces principes la publicité
que commande la trop fâcheuse actualité d'une question si
digne d'intérêt.

Veuillez agréer, Monsieur le Ministre, les salutations respectueuses de votre serviteur très-humble.

PLASSE.

Le 14 du même mois, M. le Ministre nous fit l'honneur de
répondre qu'il avait soumis nos observations à la commission chargée d'étudier le typhus.

Nous rencontrons là, encore, les deux professeurs d'Alfort,
conseillers de l'administration supérieure, et maintenant la
cause des typhus dans une impasse dont nous pouvons la
faire sortir.

Niort, le 9 octobre 1865.

A Son Excellence le Ministre de l'Intérieur.

MONSIEUR LE MINISTRE,

Daignez m'accorder l'honneur de faire quelques réflexions
sur la question d'humanité la plus importante que la science
ait jamais abordée. Il s'agit d'étouffer, dès le berceau, les
maladies infectieuses les plus contagieuses.

Les rapports de nation à nation deviennent si fréquents et
si rapides, qu'il n'y aura plus bientôt de distance entre le lieu
de naissance des épidémies vagabondes et nos contrées tempérées.

Ainsi le choléra, pour venir en 1848 de l'Inde en France,
en passant par les États du Nord, n'a mis que 5 années,
quand, pour nous arriver en 1830, il en avait employé 17

à faire le même trajet ; et voilà qu'aujourd'hui, en se dirigeant par l'Asie-Mineure et la Méditerranée, 2 ans à peine ont suffi à cette redoutable maladie pour effectuer son trop sinistre voyage.

Or, que n'aurons-nous pas à redouter désormais de la vapeur, Monsieur le Ministre, au point de vue de la peste et de la fièvre jaune !

Nous avons démontré, dans nos ouvrages, que la cause des épidémies infectieuses se trouve exclusivement dans la nourriture composée de denrées envahies par les champignons microscopiques (moisissures), et qu'on peut prévenir la naissance de ces fléaux dévastateurs, dans nos contrées, en mettant les substances alimentaires à l'abri de ces parasites vénéneux.

Il n'en est pas autrement touchant les épidémies infectieuses exotiques, car elles sont de même nature, et nous n'en serons préservés désormais qu'après en avoir tari la source sur les lieux mêmes. C'est, du reste, la seule planche de salut réservée aujourd'hui à la société contre l'envahissement de ces redoutables plaies du monde.

La Providence nous ayant permis d'arriver à ces découvertes, nous en faisons l'usage commandé par l'intérêt général, et c'est à vous, Monsieur le Ministre, qu'il appartiendra d'en ordonner l'examen ; car il n'a pas été donné aux savants de nos jours, pas plus qu'à ceux du temps des Hervay et des Genner, d'apprécier des principes qui renversent des théories admises tacitement en haut lieu.

En ce qui concerne les mesures à prendre, alors que nous sommes envahis, c'est toute une autre chose. En effet, la transmission du choléra de sujet à sujet ou par les objets infectés n'étant plus aujourd'hui douteuse, il est important de rassurer les populations qui fuient à l'approche du fléau, et de leur faire comprendre qu'elles doivent trouver sécurité dans la *pureté de la nourriture*. Et, puisque les farines, qui se moisissent aisément en vieillissant sans qu'on puisse bien le reconnaître, en sont la base, il ne faut pas qu'elles ignorent qu'on ne doit se fier qu'à celles qui sont *fraîchement moulues* et *aux aliments bien conservés*.

Rien n'est négligé, sans doute, Monsieur le Ministre, en ce qui concerne l'assainissement et la propreté. On ne laisse pas de poussière sur les effets, ni sur les meubles, ni sur les planchers. Mais, ce qui est à éviter, les farines contenues dans des enveloppes de toile se laissent facilement envahir par un subtil poison, les *champignons microscopiques* (moisissures). L'artisan arrive à dissimuler ces pernicieuses avaries : on brise d'abord les agglomérations avec le maillet, et, par des façons habilement combinées, on revêt des formes et des charmes les plus appétissants une nourriture qui, au lieu de santé et force, n'apporte que souffrance et la mort la plus affreuse.

Veuillez agréer, Monsieur le Ministre, les salutations respectueuses de votre serviteur très-humble.

PLASSE.

Des savants d'une haute autorité ont pu, par leur opinion, au point de vue de la contagion de ces maux, établir la sécurité; mais les lazarets ne se relâchent que pour donner cours aux plus grandes catastrophes!

Rappelons, à ce sujet, ce qui est écrit page 410 de notre ouvrage : *Le mal prend sa source dans les approvisionnements; surgit spontanément, d'abord, et se propage ensuite à distance d'un individu à un autre.*

L'heureuse application de nos préceptes a rendu impossible les maladies infectieuses, dans des lieux où elles sévissaient habituellement : ce qui nous a porté à émettre, dès 1849, page 416 du même livre, l'idée d'un *congrès sanitaire international* pour étouffer dès leur naissance : le *choléra*, dans la haute Asie; la *peste*, en Asie-Mineure; la *fièvre jaune* dans l'Amérique méridionale; *le typhus contagieux des bœufs*, en Gallicie, etc.; partout, comme chez nous, on trouvera la *cause* dans le régime alimentaire des populations.

Notre voix, jusqu'ici a été sans écho ; mais en 1865 on s'établit en *congrès*, contre le choléra, dans l'Asie-Mineure, qui n'est pas sa patrie, et tandis qu'on attendra le fléau à la Mecque, il peut, comme en 1830 et en 1848, nous venir par la Russie.

A Monsieur le Ministre de l'instruction publique.

Niort, le 13 mars 1865.

MONSIEUR LE MINISTRE,

J'ai l'honneur de vous adresser un exemplaire d'un ouvrage que j'ai publié sur l'origine cryptogamique des épidémies et des épizooties infectieuses, et sur les moyens de prévenir ces fléaux redoutables.

Je désirerais, par ce faible hommage, fixer l'attention du chef éminent de l'instruction publique sur cette nouvelle idée qui, depuis 15 ans, est comprimée par abus d'autorité médicale, et qui, cependant, fait aujourd'hui de grands progrès.

Considérant, Monsieur le Ministre, que, pendant qu'on délibère, les épidémies font des ravages dans les lycées comme dans les établissements publics où il n'y a qu'un seul fournisseur pour le pain, et qu'elles portent le deuil dans les familles, tandis qu'elles sont une exception dans les grandes usines infectes même, où chaque individu a sa nourriture chez soi ;

Considérant que la société est menacée par l'agiotage qui se fait aujourd'hui, dans les grandes fabriques, sur les *minots où naissent clandestinement les cryptogames parasites vénéneux;*

Vous daignerez, Monsieur le Ministre, me permettre, en qualité de novateur, de vous faire connaître, comme au père tutélaire de tant d'enfants, mes convictions, fruit de trente années d'expérience, concernant le moyen simple de prévenir le retour de la moindre étincelle de ces horribles maladies.

Il s'agirait, Monsieur le Ministre, de *veiller à ce que le pain soit fait de farines nouvellement moulues et provenant de blés sains et bien secs :* ce qui serait aisé, si le boulanger faisait partie du personnel de la maison.

Je serais heureux, Monsieur le Ministre, si vous pouviez vous déterminer à ordonner une simple mesure, qui ne peut rencontrer aucun obstacle devant vous, et qui apportera la sécurité et la paix dans votre cœur, comme chez les familles dont vous avez les enfants sous votre bienveillante sauvegarde.

Veuillez agréer, Monsieur le Ministre, les salutations respectueuses de votre très-humble serviteur.

PLASSE.

Nous avons la pensée que ces quatre lettres ne sont pas arrivées aux Ministres, et qu'elles ont été directement transmises aux commissions des épidémies et des épizooties : ce qui expliquerait pourquoi nous n'avons reçu de réponse ni à la première ni à la quatrième.

Nous croyons néanmoins que la demande du *décret prohibitif du 5 septembre* a été provoquée par notre officieuse missive *du 7 août.*

Le journal qui publiait cette lettre, du 7 août, reçut une réplique où il est dit que le voyage de la Gallicie à Paris étant de 14 jours, et l'incubation du mal de 10 jours seulement, les bœufs hongrois ne peuvent porter, par cette voie, le typhus dans la capitale ; à quoi nous répondîmes qu'en tenant compte des bêtes mortes dans la traversée, ce calcul est détruit. Or, d'après des renseignements, il serait mort, en route, des bœufs de tous les convois de chemins de fer, comme cela est arrivé sur les vaisseaux qui ont porté la peste en Angleterre et en Hollande.

S'il se fût trouvé, sur les marchés de Londres, un vétérinaire assez prévoyant pour avertir le gouvernement, la Grande-Bretagne eût été préservée. Une démarche non moins salutaire qu'officieuse eût certainement attiré à son auteur, de la part de l'autorité médicale anglaise, une marque quelconque de gratitude. Mais, en France, cette même autorité est sous l'influence de la centralisation, qui la tient prévenue contre les idées de la province. C'est ainsi qu'on ne nous a pas encore accusé réception de notre envoi, fait le 13 mars dernier, au Ministre de l'instruction publique, et qu'on ne tient nul compte de nos écrits, pour venir, 17 ans après, conseiller d'organiser, contre le choléra, un congrès que des circonstances non moins pressantes appelaient, dès 1849, non à Constantinople, mais bien dans les Grandes Indes, berceau d'une maladie si funeste et si vagabonde.

Les corps des hommes que charroie le Gange ne peuvent donner le choléra, s'ils n'ont rien qui tienne de cette maladie; il n'y a que les cadavres d'hommes victimes de ce fléau qui puissent le propager.

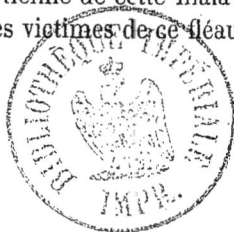

FIN.

ERRATA.

—

*7ᵉ aphorisme de la doctrine miasmatique omis à
la page 60.*

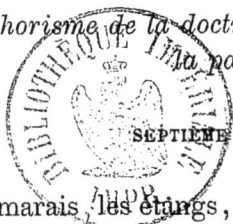

SEPTIÈME APHORISME.

Les marais, les étangs, les rivières, etc., sont particulièrement accusés, eu égard aux miasmes, parce
qu'on n'a pas remarqué, avec méthode, que l'atmosphère, plus humide là qu'ailleurs, moisit facilement les
denrées qui, par leur contexture moins serrée, y sont
mieux disposées, et que les habitants, y étant d'une
constitution lymphatique, donnent plus de prise au
toxique et au principe contagifère.

Page 56, ligne 23, lisez : *St-Ouen.*
Page 85, ligne 14, lisez : *hétérogénistes.*
Page 112, lisez : *de l'hétérogénie.*

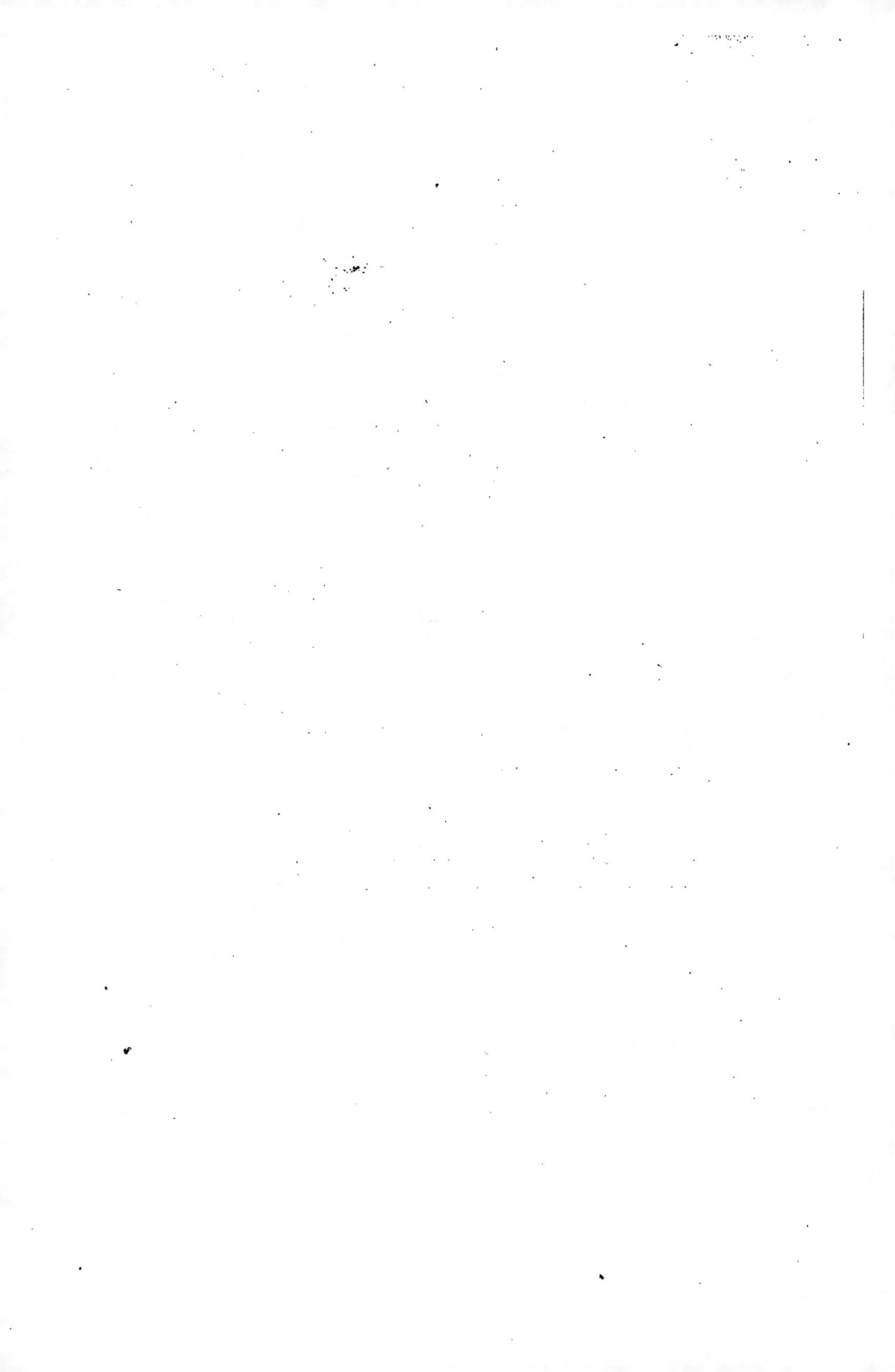

TABLE DES MATIÈRES.

Poitiers. — Typ. de A. Dupré.

NOTE EXPLICATIVE DE LA CARTE GÉOGRAPHIQUE DE NOTRE TRAITÉ DES CAUSES DES ÉPIDÉMIES ET DES ÉPIZOOTIES TYPHOÏDES, FIGURANT 24 COMMUNES.

Les douze communes situées au nord-est sont calcaires et n'ont présenté, que par de rares exceptions, des cas du *charbon virulent* (enzootique).

Les prés sur lesquels nous avons, au contraire, observé depuis 1830 plus de 900 cas de cette maladie sont coloriés en rouge; ceux sur lesquels ce mal n'a pas existé sont peints en vert.

L'expérience nous a démontré que l'effet funeste des premiers dépend de l'argile plastique qui s'y trouve dans le sol, soit naturellement, soit par alluvion. Les exceptions remarquées au *Vivier*, à *Salbœuf* et à *Champommier* sont dues à des bancs d'argile mis à découvert par les eaux.

Nous avons souligné en rouge *Saint-Remy*, *la Grange-Vérine* et *Orioux*, parce qu'il y a eu, dans ces localités, des sinistres par l'usage de foins provenant des prés argileux des autres communes.

L'état sanitaire des prés verts dépend : 1° du calcaire qui existe, naturellement ou par alluvion, dans ceux des rives du *Lambon* et des parties supérieures de la *Sèvre*; 2° du limon que cette rivière dépose sur les prairies basses et naturellement argileuses du marais; 3° des sources tempérées ou des eaux troubles qui arrosent les prés situés au-dessous de *Prahecq*, de *Saint-Symphorien*, de *Frontenay*, de *Sansais* et de *Pied-de-Fond*.

Les deux lignes de points rouges qui traversent la plaine calcaire, depuis la Sèvre jusqu'au delà de *Chaurais*, limitent une bande argileuse cultivée, qui présente quelques prairies à la *Grange-Saint-Gelais*, *Bel-Air* et *Chaurais*, ce qui explique les sinistres qui ont été observés dans ces lieux.

Les prairies, coloriées en rouge, présentent des cas de *charbon virulent* (enzootique) d'autant plus fréquents, qu'elles sont moins amendées ou fumées, qu'elles supportent de plus grandes sécheresses, et que les foins y sont mieux réussis et conservés.

Le *charbon adynamique* (épizootique) est, au contraire, la maladie des années humides, et dépend exclusivement des *aliments moisis*. Sans avoir de patrie fixe, cette affection gangreneuse se développe particulièrement dans les prairies sujettes aux submersions; c'est pourquoi elle a sévi fortement dans les marais de la Sèvre et les lieux peints en vert, en 1824, 1841, 1843, 1845.

La teinte jaune distingue des prairies qui s'étendent dans les communes voisines, en dehors des 24 qui composent la carte, et sur lesquelles les animaux de l'espèce bovine contractent une claudication très-pernicieuse, appelée vulgairement *goutte*. Cette affection, due à une argile blanche, disparaît, comme le *charbon virulent*, par les fumures et les amendements calcaires, ou par l'émigration dans les prés verts.

ÉCRITS PUBLIÉS, DEPUIS 1848, PAR M. PLASSE

SUR

LA CRYPTOGAMIE

Découverte des causes des maladies infectieuses, et des moyens d'en prévenir le développement.—1 vol. in-8° (1849).

Les Maladies infectieuses cryptogamiques de 1853 et 1854. — Format in-8° (1855).

Réplique au rapport du 13 novembre 1856 provoqué par la dépêche du 21 avril de M. le Ministre de l'Agriculture. — (1856.)

Maladies cryptogamiques. — (1856.)

Lettre au Directeur de l'école impériale vétérinaire de Toulouse. — (1849.)

Découverte de la cause de la morve et du farcin (ce qui en prévient la cure), adressée au Ministre de la Guerre. — (1850.)

Réponse au Ministre de la Guerre. — (1850.)

Extrait sur la Cryptogamie, lu à l'Académie des sciences dans la séance du 9 octobre. — (1848.)

L'oïdium, ou la Maladie de la vigne et le charbon. — (1864.)

Les Miasmes et les Cryptogames parasites comparés. — Format in-8° (1865).

Poitiers. — Typ. de A. Dupré.

www.ingramcontent.com/pod-product-compliance
Lightning Source LLC
Chambersburg PA
CBHW060601210326
41519CB00014B/3533